最终拼的还是
免疫力

王迁 王勇 主编

天津出版传媒集团
天津科学技术出版社

图书在版编目（CIP）数据

最终拼的还是免疫力 / 王勇，王迁主编. -- 天津：天津科学技术出版社，2020.8

ISBN 978-7-5576-7526-4

Ⅰ. ①最… Ⅱ. ①王… ②王… Ⅲ. ①人体生理学－免疫学－普及读物 Ⅳ. ①R392.1-49

中国版本图书馆CIP数据核字（2020）第046409号

最终拼的还是免疫力

ZUIZHONG PIN DE HAI SHI MIANYILI

责任编辑：孟祥刚　刘丽燕

责任印制：兰　毅

出　　版：天津出版传媒集团 / 天津科学技术出版社

地　　址：天津市西康路35号

邮　　编：300051

电　　话：（022）23332490

网　　址：www.tjkjcbs.com.cn

发　　行：新华书店经销

印　　刷：三河市金元印装有限公司

开本 880×1230　1/32　印张9　字数208 000

2020年8月第1版第1次印刷

定价：45.00元

出版前言

我们身边似乎总有这么一类人，弱不禁风，三天两头生病。很多人会说，这是免疫力出了问题。那么，“免疫力”到底是什么呢？免疫力好比身体里的军队，当有外界敌人（病毒、细菌等）侵袭时，会对其进行识别，必要时与之“作战”。免疫力是人体抵抗外来侵袭，维护体内环境稳定的能力，是识别和消灭入侵病毒和细菌的能力，是处理衰老、损伤、死亡、变性的自身细胞的能力，也是识别和处理体内突变细胞和病毒感染细胞的能力；总而言之，是人体识别和排除“异己”的生理反应。

《最终拼的还是免疫力》一书，以通俗易懂的方式，讲解免疫力对身体的重要性，以及如何有效提高身体免疫力。通过阅读，您将详细了解免疫力的基本常识，多种常见疾病产生的原因，以及如何在日常生活中提高免疫力，让免疫力维持在一个适度、适宜、合理的水平上，成为身体的健康卫士。

2003 年，一场突如其来的 SARS 席卷各国，17 年后，一种新型冠状病毒 2019-nCoV 在全球肆虐。当疾病成为我们的挑战时，大家就会发现，免疫力，才是一个人最大的竞争力。

自然总是眷顾人类的，一次疫情，也是一次忠告，它让我们停下匆匆的脚步，更好地审视当下，重新规划未来，朝着更理想的方向迈进。

2020 年 2 月 28 日

作者序一

用知识搭设健康之桥

老子云："祸兮，福之所倚；福兮，祸之所伏。"近年来，我国经济飞速发展，人民的物质生活水平迅速提升。但是，高速的发展也给人们的身体健康带来隐患。例如，工业发展带来环境污染，致使我国北方雾霾天数大幅增加，严重影响人们的身心健康。还有竞争带来的巨大工作压力，让很多年轻人吃饭和作息不规律、长时间不运动，甚至染上抽烟、酗酒等恶习，亚健康人群日益扩大。

长期在这样的环境下生活，身体总有一天难以承受，最终的结果就是生病。遗憾的是，我国人口众多，目前的医疗资源远远无法满足所有患者的需求。有资料显示："中国的医药卫生总体水平被世界卫生组织排在第 144 位，而卫生公平性竟被排在第 188 位，全世界倒数第 4 位。这与我国的大国地位、与我国飞速发展的经济状况，以及与我国的国家性质相差甚远，医药卫生事业的严重滞后已成为我国社会发展的瓶颈。"[1]

从医疗现状上看，各家大型医院人满为患，诊室内人头攒动，患者往往经历数小时等待却只能换来医生的寥寥数语。而医生们呢？也异常辛苦。他们加班加点、周末无休，依然忙得不可开交，更有甚者，我们经常听到医生们英年早逝的噩耗。

---

[1]《中国卫生公平性被排全世界倒数第 4 位》，《南方日报》，2007 年 3 月 12 日。

医生并非不想对每一位患者做出详细的病情分析和完备的指导，但有太多患者在等候，平均到每一位患者身上的有限的时间，让医生们只能止步于给出诊疗意见和用药指导。且因人口基数大、医生数量有限、国家投入有限等客观因素，此情况将长期存在。

如何解决这种情况？许多有识之士都在思考。这本书的编写也正基于此考虑。我们旨在通过文字，搭设一座医生与患者沟通的桥梁，将医生没来得及在诊室内条分缕析、详细阐述的话写在纸上，为您提供疾病预防、就医指南、日常护理等方面的详细内容，让书中的知识如同家庭医生一般陪伴您左右，守护您的健康。

这套书在内容上有三大特点：

1. 以通俗易懂的科普方式，讲解疾病的成因及治疗原理等问题。通过阅读，您将了解疾病的起因，明白如何通过改变自己的生活方式与疾病抗争。

2. 书中特别讲解了慢性疾病防治办法，将慢性疾病的防治渗透到您的日常生活中，时时刻刻守护您的健康。

3. 书中强调了日常健康管理的重要性。通过阅读，您能及早发现生活中的健康隐患，并及时改正，从而提高生命质量。

这套书包含了笔者多年丰富的健康管理经验和临床经验，希望能为您打开一扇通往健康的门。更希望阅读这套书的过程，是医生与患者进行的一次关于健康、医患关系和生命的意义的深度交流，能为守护患者的健康、化解僵硬的医患关系尽一份绵薄之力。

王勇

作者序二

免疫力：一直被我们忽视的健康能量

我们常说，多吃新鲜的蔬菜水果可以提升免疫力，多锻炼身体可以提升免疫力……那么，到底什么是免疫力呢？简单来说，免疫力是人体抵抗疾病、保持健康的能力，是人体强大的自愈力。均衡的免疫力是最好的医生，它能让我们远离各种疾病。小到防治感冒，大到抗癌，免疫力无不在其中扮演重要角色。

现在，物质资源极其丰富，老百姓的生活条件越来越好，人们的平均寿命要比古人长。可是，谁敢说现代人的身体比以前的人更好？每一次流感暴发时，医院都人满为患；年轻的上班族经常为普通感冒、口腔溃疡等自限性疾病所困扰……虽说食品安全问题堪忧、空气污染严重，但是生活在同一片蓝天下，有些老人不仅长寿而且精力十足，有些人却正值壮年就因癌早逝；有些人80 多岁了还眼不花耳不聋，而有些人从四十来岁就开始必须每天服药应对慢性病……同样是活着，为什么人们的生活质量有如此大的差异？

或许你会说，人的先天体质有差异。没错，每个人的免疫力从一出生就有差异，但是这种差异并没有你想象的那么大。除非我们生下来就有天生的免疫缺陷，否则你的免疫系统功能就是正常的，它完全有能力为你的健康构建安全屏障。

人体内每天都在发生细胞分化，就像一个社会总会出现犯罪分子一样，细胞分化过程中也难免会产生少量的细胞畸变，人们谈及色变的癌症就是细胞畸变不断累积的结果。免疫系统作为身体的安全部队，会将健康细胞“放行”，将这些畸变或不健全、退化的细胞及时消灭，从而让身体保持健康的状态。如果免疫力低下，不能及时消灭畸变细胞，最后就会导致癌症。

说到底，现代人免疫力低下，关键是生活方式不健康。饮食无规律、活动量少及脑力劳动过度导致人们的免疫力越来越低，免疫系统监控和杀灭病变细胞的能力逐步下降，最终导致各种疾病及早衰。调查显示，恶性肿瘤已经连续多年位居城市居民死因第一位，这与生活节奏快、人们的生活方式不健康、身体过度疲劳有密不可分的关系。也就是说，不健康的生活方式造成免疫力低下是导致现代人恶性肿瘤高发的重要原因。

防患于未然，成为你自己与家人的健康顾问，时刻关注自己与家人的免疫力水平，掌握与免疫力有关的知识及提升免疫力的方法，从而远离病痛，减缓衰老的脚步，这便是本书的撰写初衷。本书介绍了免疫力的基本知识，提醒人们关注免疫力下降的身体信号，引导人们从饮食、睡眠、运动和心理四方面入手，掌握日常生活中有效提升免疫力的窍门，帮助人们构筑均衡的免疫力。

提升免疫力能让我们远离 99% 以上的疾病，让我们不早衰、不得癌。这本书通过专业医生的视角，毫无保留地向你呈现你应该掌握的提升免疫力的重要措施与关键细节！曾经，对免疫力的不了解与不重视，让我们在追寻健康的道路上走了弯路。现在，是时候认识免疫力、运用免疫力，让它的能量为我们的健康保驾护航了。

王迁

目录

01 人体的免疫力，健康的底层逻辑

02 免疫力的本质，支持生命自我修复

03 顺时养生，提升免疫力最有效的方法

04 健康饮食，让免疫力成为最好的医生

05 合理运动，修复生命的一切不完美

06 修养心性，身体觉悟的最高境界

01 人体的免疫力，健康的底层逻辑

想要不得病、老得慢，免疫力说了算！免疫力是人体强大的自愈力，是身体识别和排除“异己”、保持身体健康的能力，它让我们远离各种疾病与衰老。但是现在，免疫力低下的问题日益突出：很多上班族经常生病，感冒成了家常便饭；每次生病，都要花很长时间才能恢复健康；很多人正值壮年却因癌早逝……认识免疫力、提升免疫力迫在眉睫！

免疫系统：身体健康的第一道防线

免疫力是保障我们身体健康的根本，人体抵御病菌的侵害全要依靠免疫系统来实现。也就是说，正是免疫系统为我们提供了免疫力。那么，你对免疫系统有多少了解呢？

人体的免疫系统结构复杂，由很多成员组成，主要成员是免疫器官及其产生的免疫细胞。免疫系统最主要的免疫器官有骨髓、胸腺，还包括扁桃体、盲肠、淋巴结和脾。以前，人们认为胸腺、扁桃体和盲肠是人体内可有可无的东西，手术时随意将它们切除。后来才发现，它们是人体内重要的免疫器官，是身体里的近卫军，不仅不能舍弃它们，还要加倍呵护它们才对。这些免疫器官的主要任务是制造和培训各种免疫细胞。而免疫细胞，正是执行免疫系统各项防御功能的基本力量。

这些免疫器官和它们各自产生的免疫细胞的功能各有不同，具体可以分为体液免疫系统、细胞免疫系统、吞噬系统以及补体系统。各系统各有特点和分工，又密切协作，互相促进，形成遍布全身各处的防御系统，它们用各自的方式发挥免疫功能。

◆ 体液免疫系统

体液免疫系统的功能主要是通过由 B 淋巴细胞分泌的免疫球蛋白（Ig）来完成的。免疫球蛋白是血液中具有抗体活性的蛋白质，是免疫系统中的导弹部队，可以准确识别各种病毒、细菌，高效精准地打击入侵机体的病原微生物。身体中共有 IgG、IgA、IgM、IgD 及 IgE 5 类，其中以 IgG 最为重要，约占免疫球蛋白总量的 75%，具有识别大多数细菌及病毒颗粒并与之结合，进一步激活补体系统进行杀灭的作用，从而达到抑制病原体的繁殖、消灭感染的功能。

◆ 细胞免疫系统

细胞免疫系统主要由不同类型的 T 淋巴细胞（简称 T 细胞）构成。T 细胞受到某种病毒或细菌刺激以后，就会增殖、分化、转化成为效应 T 细胞，也叫致敏 T 细胞。当这种病毒或细菌再次进入人体时，效应 T 细胞就会直接上阵杀死入侵者，或者通过释放淋巴因子消灭敌人，或者唤醒记忆 B 细胞，使之迅速激活、增殖并产生大量抗体，从而调动体液免疫系统进入战斗。

◆ 吞噬系统

吞噬系统是由吞噬细胞形成的。吞噬细胞分为大吞噬细胞和小吞噬细胞，它们层层把关，一起把入侵人体的病毒、细菌等吞噬掉。

在病原体刚刚穿透皮肤或黏膜到达机体组织里的时候，早已从毛细血管中跑出来并在组织里来回巡视的吞噬细胞会及时发现、把它们吞噬消灭掉，这是第一关，大多数病原体都过不了这一关。但假如它们没被杀死，在淋巴结里面的吞噬细胞就会不断动员出来，负责把它们消灭掉，这是第二关。假如有些能量特别强或者数量特别多的病原体连这一关也过了，那么它们就会侵入血液及其他脏器。不过，在血液、肝、脾或骨髓等处还有吞噬细胞，这是第三关，它们会继续对病原体穷追猛打。吞噬细胞往往是打响免疫系统战斗第一枪的部队，同时在吞噬细菌或病毒的过程中，会分析敌人的外观特征，并且把这些重要的特征信息迅速告诉后面的细胞免疫系统，使得免疫系统能够知道这次入侵的是哪种敌人，以动员更有针对性的部队，组织更高效的防御战役。

◆ 补体系统

补体是一种不耐热的具有酶活性的蛋白质，在血液或体液内参与免疫效应，人体内的补体分子数量极少，但也是免疫系统重要的组成部分。以前人们认为它仅对机体免疫功能起着补充、加强的作用，所以将其称为补体分子。现代免疫学认为补体的主要作用是“免疫溶菌”，如果说体液免疫系统是导弹的制导系统，补体就是导弹的炸药和破坏放大器，是最终发挥杀伤作用的弹药。如果我们在新鲜免疫血清里加入相应的细菌，那么补体便可以把细菌溶解掉。

这四大系统通过多方面的综合作用形成了人体的免疫系统，在抵御病原体的过程中，它们责任分明，既可以独立作战又需要紧密配合，从而使人体能适应复杂多变的外界环境，保障人体健康。

在正常情况下，人体的免疫系统会一致对外，奋勇杀敌，获取战争经验，以提升战斗力，昼夜不停地保护我们体内的和平。但有些时候，我们的免疫系统也会出现一些问题，甚至发生故障，于是我们的身体就出现了各种疾病。

免疫力三大功能守护我们的健康

为什么流感来袭的时候，有人会感冒而有人不会？为什么感冒好了我们会说“有抗体了，最近不会再感冒了”？这都要从免疫力谈起。免疫力对我们来说非常重要，决定着身体健康与否，那么现在我们就来了解一下到底什么是免疫力。

简单来说，免疫力是身体识别和排除“异己”的能力，它是我们身体的免疫系统对抗侵入人体的病毒、细菌等病原体或癌细胞，保持机体健康的能力。

免疫力来自免疫系统，所以它的强弱可以反映人体免疫功能的强弱。由于免疫系统是我们自身的全科医生，它负责全身的安全和清洁，抵抗入侵人体的病原体，负责全面检查身体各部位的健康状况，调度营养供给和废物排出，维持机体器官的正常运行，及时清除体内的毒素，确保体内纯净。所以，我们的免疫力有三大功能：防御功能、免疫监视功能和自身稳定功能。

◆ 防御功能

由于我们的免疫系统是由免疫器官、免疫细胞和免疫活性物质组成的，而免疫器官是免疫细胞产生、分化成熟或集中分布的场所，免疫活性物质如抗体、淋巴因子、溶菌酶等则是由免疫细胞产生的。所以，免疫力就是上述免疫系统所有组成部分共同发挥作用的综合体现。

由于免疫力的防御功能是由免疫细胞及其产生的物质完成的，所以，关于免疫系统是如何发挥防御功能的，具体可参考上一节我们所讲的细胞免疫系统的相关内容，在此我们不再赘述。

很多时候，对于免疫细胞所做的防御工作，我们都是浑然不知的，这是因为免疫细胞这支军队处于绝对优势。但是当你出现体温升高、全身酸痛、鼻涕眼泪一大把、痛苦不堪的状况时，就表明体内的免疫军队遇到了较为强大的敌人，正在调动全身各种力量和防御机制（例如发烧就是身体通过寒战使得体温升高到不适合细菌、病毒生长的温度，抑制其繁殖），如果免疫部队战败，病毒、细菌等敌人就会乘虚而入，发生严重的败血症和感染性休克，危及生命。我们平时看到感染部位化脓的脓液就是免疫细胞与病毒、细菌战斗过程中两败俱伤留下的尸体。

◆ 免疫监视功能

一旦某种病毒进入我们的身体一次，B 细胞就会终生记住它，等它下次再来的时候，马上就会产生抗体，把它杀死。这也是为什么得过水痘的人不会再得，更是打疫苗能够预防部分疾病的重要原理。

可是，为什么我们会经常感冒呢？这是因为感冒病毒有无数类型，每次感冒时的病毒都是不一样的。还有一些病毒，比如流行性感冒病毒，它在传染的过程中，基因不断变异，等几年后人们再接触到的时候，它已经变得面目全非，我们的身体已经不认识它了，所以我们又会得第二次、第三次流行性感冒。

◆ 自身稳定功能

除了防御外来病毒、细菌之外，免疫细胞还要保护自身细胞的稳定。我们人体每天有万亿个细胞分裂和增殖，在分裂和增殖过程中总会有少量的细胞发生叛变（癌细胞），免疫系统负责清除这些癌变细胞。正常细胞繁殖几代后就会衰老死亡，而癌变细胞则会无休止地复制繁殖，并扩散到全身各处。如果机体没有能力及时辨认出癌变细胞，就会造成灾难的来临——肿瘤的生长和转移。

免疫系统还担负身体新陈代谢的重要功能，可以清除身体代谢过程中产生的不健全细胞或老化的细胞。在有些情况下，免疫系统的自身识别系统可能发生混乱，换句话说，就是我们身体里面的国防部队分不清敌人和自己人，枪口掉转向自己人开枪。免疫系统不受控制地攻击身体各个系统，导致一类自身免疫病，典型的代表就是类风湿关节炎和系统性红斑狼疮。

其实在日常生活中，我们每时每刻都在接触病毒或者细菌，很多情况下，我们体内的免疫细胞（如刚才讲的吞噬细胞、自然杀伤细胞、T 细胞、B 细胞）通力合作，在不知不觉中就把它们杀死了，我们并没有生病的症状。假如没有这个免疫系统，估计我们一天到晚都在不停地生病，生命也就难以维持了。

就拿我们常见的感冒来说，感冒都是由各种病毒引起的，到现在为止，我们还没有找到非常有效的能够杀死感冒病毒的药物。至于医生给你开的一堆感冒药,并不是用来杀死感冒病毒的，大部分都是用来缓解症状的，可以让你免受发烧、头痛、咳嗽等症状的困扰。还有一些药是抗生素，它们也不是用来杀死感冒病毒的，而是帮你对抗其他乘虚而入的致病细菌。

既然药物不能对付感冒病毒,那么感冒怎样才能好呢？这就要全靠免疫系统了，当它产生的抗体足够把感冒病毒杀死时，我们就恢复健康了。至于多长时间能好,就得根据个人的免疫力和入侵病毒的强大程度而定了。

现在，我们已经对免疫力的功能有所了解了，它用自己的方式感觉、体验和记忆着这个世界，用让我们叹为观止的记忆力和执行力保护我们不受这个世界和自身的伤害。所以，想要健康，怎能不重视免疫力？

标准不同，免疫力的分类也不同

免疫力的分类标准并不是单一的。

◆ 根据获得方式的不同，免疫力可以分为先天性免疫力和获得性免疫力

先天性免疫力又称为非特异性免疫力、固有免疫力，顾名思义，它是用非特异性的方式抵御外来感染，并不是针对某种细菌或病毒的。跟后天免疫系统不一样，先天免疫系统不会提供持久的保护，主要是发挥迅速地抗感染作用。

获得性免疫力是人生下来以后在生活中自然获得的，或者用人工辅助的方法被动得到的，比如我们小时候注射了水痘疫苗，以后就不会再得水痘，这种免疫力就是获得性免疫力。

◆ 根据针对对象的不同，免疫力可以分为非特异性免疫力和特异性免疫力

我们先来看什么是特异性免疫力。顾名思义，这种免疫力是具有针对性的，是一种针对特定病原的免疫力。由于它主要是在后天形成的，所以也叫后天免疫力。怎样才能获得这种免疫力呢？它是因人而异的，也是因病而异的。假如我们患了某种传染病或者隐性感染，那么我们就能获得针对这种病的免疫力。这也是为什么通过接种疫苗我们可以获得特异性免疫力。接种疫苗的

原理，就是把人工制成的消减或消除毒力的病毒株接种给人体，让我们的身体产生针对这种病毒的特异性免疫力，以后再遇到这种病毒的时候我们就不会感染了。刚才我们提到的注射水痘疫苗获得的免疫力，就是特异性免疫力。

而非特异性免疫力，主要是指机体的皮肤、黏膜对病原体的阻挡作用，皮肤、黏膜所分泌的杀菌物质的杀菌作用，吞噬细胞和中性粒细胞的吞噬作用，以及补体、溶菌酶、备解素、干扰素等物质对病原体的作用。这类免疫力，是我们需要更加密切关注的，因为对于先天性免疫力我们无能为力，特异性免疫力交给科学家和疫苗就可以了，而非特异性免疫力就要靠我们自己了，假如你愿意，它是可以增强的。

五大因素决定免疫力的高低

现在，我们来看看到底有哪些因素能够影响到免疫力。

第一是遗传。人体的免疫力首先跟遗传基因有一定的关系，遗传基因从先天上决定了每个个体的免疫系统状况。

第二是年龄。免疫力随着年龄的增长而减弱，免疫系统的反应速度随着年龄的增长而减慢，出错概率也不断增多，这是无可奈何的自然规律。

第三是饮食。大家已经知道了，我们的免疫系统总是在与人体内外部的致病因子做持久战，以阻止其对机体的危害。已被证实的致病因素有很多：细菌、病毒、吸烟、酗酒、污染物质、紫外线、精神压力、不良饮食以及人体自身产生的变异细胞等。免疫系统在与它们斗争的过程中，每时每刻都在生产数以百万计的免疫细胞:T 细胞、B 细胞、自然杀伤细胞和吞噬细胞。看来，这场旷日持久、永不停歇的斗争是非常耗费力量的。那么，免疫系统从哪里获得它生产抗体的基本生物活性物质？它那源源不绝的活力与动力是从哪里得来的呢？关于这一点科学家们已经证实了，它主要从食物中得来。

食物中有多种营养素能刺激免疫系统，提升免疫力，比如蛋白质、维生素 A、维生素 B_1、维生素 B_2、维生素 B_3（烟酸）、维生素 B_5（泛酸）、维生素 B_6、维生素 C、维生素 E、叶酸、β－胡萝卜素、铁、锌、铜、硒等。如果缺乏这些成分，身体的免疫机能就会受到严重的影响。所以，饮食对于免疫力的影响是非常大的，我们一定要重视。

第四是精神心理压力。众所周知，压力对健康有重大影响，是因为它对免疫力、内分泌系统等都有重大影响。由于压力会使我们精神紧张、焦虑、忧郁，所以会减少自然杀伤细胞的数量与淋巴细胞的活跃度。因此，我们需要用减压和管理压力的方法来加强免疫力。

第五是睡眠。免疫系统是按照正常的昼夜规律运作的，如果没有充足的睡眠，其吞噬能力会减弱，细胞分裂会减少，自然杀伤细胞和淋巴细胞的数量及活动会受到抑制。所以，我们应养成良好的睡眠习惯，拒绝熬夜，使免疫系统得以休养生息。

对免疫力有影响的这五大因素，遗传与年龄因素方面，我们无能为力，能做的提升不多。但是，我们可以通过均衡饮食、定时减压及提高睡眠质量，来提升免疫力。这三种方法，做起来容易，但坚持很难，而一旦我们坚持下来，将对提升免疫力产生无可替代、无法估量的作用。

要想老得慢，拥有健康平衡的免疫力是关键

免疫力的高低直接影响人体的衰老程度

从某种意义上来说，保持健康并不是为了预防疾病，而是为了预防太快衰老。不是吗？你现在没有病，并不等于身体衰老的过程减慢了。真正的健康是减慢衰老的脚步，这在相当大的程度上要靠你自己。想想看，假如你到60岁的时候，身体各器官还保持在20岁的年轻状态，你是不是就可以拥有20岁年轻人的健康状态了？理论上，这不是不可能实现的，只要我们能够让自己的免疫功能始终保持在20多岁的水平。

免疫力与衰老密切相关，人体免疫力的强弱是身体健康与衰老的关键所在，免疫功能减退是衰老的最重要原因之一。机体免疫系统的免疫细胞能将入侵体内的细菌、病毒和体内已衰老死亡的细胞、已突变的细胞以及引起超敏反应的物质，统统地加以吞噬和消灭，从而使体内环境稳定，保持机体健康。然而我们的免疫功能与年龄通常成反比关系，也就是随着年龄的增长，免疫力也会随之不断减弱下降，这就是为什么老年人会多病，且多患重病绝症。假如我们的免疫力减弱的速度慢一点，我们衰老的速度当然也就会慢一点。

身体早衰的信号提醒我们关注免疫力

让免疫力减弱的速度减慢，实际上操作起来并不太容易。不仅不容易，现实的情况还常常恰恰相反，很多20多岁的年轻人已经存在早衰现象。

原则上，我们机体的免疫力在25岁左右达到高峰，所以完全不应受到老化问题的困扰。然而，长期高强度、超负荷的劳心劳力，加上缺乏及时的恢复和足够的营养补充，导致我们机体细胞的超前老化，而且这种老化一旦超过一定的限度，甚至会导致“过劳死”。所以，大家千万不要觉得自己年轻就肆无忌惮地消耗身体。

下面，我们就一起看看身体早衰的信号吧。

1 “将军肚”早现。20多岁的人就大腹便便，意味着高血压、高血脂、脂肪肝、冠心病很容易找上门来。

2 脱发。斑秃、早秃，以及每次洗发都有一大堆头发脱落，这是精神压力太大、精神紧张所致。

3 频频去卫生间。如果你的年龄在20～30岁，排泄次数超过正常人，说明消化系统和泌尿系统开始衰退。

4 性能力下降。过早地出现腰酸腿痛、性欲减退的状况，或男子阳痿、女子闭经，都是身体整体衰退的第一信号。

5 记忆力减退，容易忘记熟人的名字。

6 心算能力越来越差。

7 做事经常后悔、易怒、烦躁、悲观，难以控制自己的情绪。

8 精神难以集中，不明原因地走神。

9 睡眠时间越来越短，醒来还是觉得累。

10 看什么都不顺眼，爱发火。

11 处于敏感紧张的状态，惧怕并回避某人、某地、某事。

12 因为自己的生活常规被扰乱而不高兴，总想恢复原状。

13 对已做完的事，反复思考和检查，而自己又为这种强迫症苦恼。

14 身上有某种不适或疼痛，找医生检查，各方面身体指标又都正常，查不出问题，自己不能放心，总想着这件事。

15 莫名其妙地烦恼，做其他事也常常不能分散对烦恼的注意力。

16 情绪低落，常常心情不好，对什么事都提不起精神和兴趣。

17 易于疲乏，或没有明显原因地感到精力不足，体力不支。

18 怕与人交往，厌恶人多，在他人面前感到紧张和不自在。

19 心情不好时可能会晕倒，控制不住情绪和行为，甚至突然说不出话、看不见东西、憋气、肌肉抽搐等。

20 觉得别人都不好，别人都不理解你，都在嘲笑你或和你作对。事过之后能有所觉察，明白自己似乎太多事，钻了牛角尖。

现在我们可以对照以上这些情形进行自我检查：具有 1 ～ 2 项者，说明免疫力处于“黄灯警告期”；有 3 ～ 5 项者，说明已经进入“红灯危险期”了。

这 20 个选项，每一个都是身体早衰的信号，一旦出现，就应该警惕。

要知道，机体免疫功能会随着年龄悄然、缓慢、持续减弱，假如我们 20 多岁的时候免疫力已经比较低下了，那么等到 30 岁以后，各种疾病就会相继找上门来。所以，假如我们不想过早衰老，或者想要保持年轻态，就努力让自己拥有更加健康平衡的免疫力吧。

五大身体信号，提醒免疫力已经出问题了

任何时候，我们都要学会辨别身体发出的信号，当然这是一种比喻性的说法，身体不会真的发出什么声响，而只是会有一些微妙变化或者表现。我们需要做的就是认真关注自己的身体状态，对病痛和异常情况一方面要密切关注，另一方面要找出表象背后隐藏的原因。只有这样，我们才能在疾病或者病变的早期及时发现，并且根据情况采取相应的方案。

对于可见的疾病是这样，对于不可见的免疫力也同样如此。假如免疫力开始降低，我们的身体便会向你传递一些警报。比如，一般情况下，如果你在一年里感冒不超过 3 次，免疫力是属于正常的；如果感冒的次数超过 4 次，就属于免疫力下降了。同时，下列情况的出现都与免疫力低下有关，比如反复感冒、肺炎、肝炎、支气管炎、霍乱、皮肤病、非典型肺炎、癌症、艾滋病，等等。我相信没有任何人愿意等到自己出现这些疾病的时候才知道自己的免疫力低下，所以，我们需要格外关注免疫力低下的早期信号。

感冒不断。如果感冒成了你的家常便饭，天气稍微变冷、变凉，来不及加衣服你就打喷嚏，然后的日子便与感冒相伴了，而且要经历很长一段时间才好，这就说明你的免疫力有所下降。

经常感到疲劳。若工作经常提不起劲，稍做一点事就感到累，去医院检查也没有发现什么器质性病变，休息一段时间后精力得以恢复，可这样的状态持续不了几天，疲劳感又会出现，那

就关注一下自己的免疫力吧。

伤口容易感染。身体哪个部位不小心被划伤的时候，几天之内伤口处会红肿，甚至流脓，正常人几天就可以恢复，而你却要拖很久；或者你的某个部位，比如臀部长了一个又疼又痒的小疖子，过几天头上又长了，也说明抵抗力下降。

肠胃娇气。如果你的肠胃像个没有长大的婴儿，经常是在外面餐馆吃了一个普通的菜，其他人安然无恙，而你却上吐下泻，说明你的肠胃的自身保护功能存在问题。

容易受传染病的攻击。如果你的同事不论谁有得感冒的，不几天就会传染上你，如此形成“规律”的话，证明你的抵抗力存在问题了。

总而言之，如果出现经常性地感到疲劳、感冒不断、伤口容易感染、伤口愈合速度慢、肠胃娇气、易受传染病攻击等一个或几个症状，那么你就要好好关注免疫功能了。这些信号都还是比较轻的表现，这时候我们应该去医院检查白细胞数值。若有经验的话，你会发现，在感觉不舒服时，白细胞的数值也较低，这是很有参考价值的。当然，这时候我们的当务之急，还是提高自己的免疫力。

免疫力低下，癌症找上门

我们的健康到底取决于什么？在医学界，这个问题的答案已经确定无疑了：心理、饮食、睡眠和运动。这四大基石的优劣，直接影响着身体各个组织器官的功能及其协调运转程度；而这些器官的功能及运转状况，又直接影响着全身的内分泌系统；人体的内分泌系统是否处于最佳状态，则进一步影响了人体免疫力的高低。因此，我们不难得出这样的结论：我们的健康与免疫力由四大基石共同决定。所以，从另一个角度来说，人体自身免疫力的好坏，直接反映了健康状态，它也是我们健康与否的根本要素。

根据免疫学理论，人体许多疾病都与体内免疫功能有关，也就是说，很多疾病是人体免疫力低下的必然结果，免疫力的重要性可见一斑。它就像我们身体组建的一支保护健康的军队，在与外界袭来的病毒、细菌作战时，承担了重要的防御任务。正常情况下，或许你感受不到它的存在，但当人体受到细菌或病毒攻击时，它就会奋起反抗。比如，当我们患上感冒或出现小伤口时，不用打针、吃药也能痊愈，这与免疫系统的修复功能有关；人体内时刻都在产生癌细胞，但并非人人都会得癌症，为什么呢？这多亏了强大的免疫系统。

一般情况下，每一个正常人的体内，每天都会产生 100 ～ 200 个突变细胞，也就是癌细胞。而 40 岁以上的中老年人群中，每天每个人的体内则会产生 3000 ～ 5000 个癌细胞。乍一听起来，这实在让人惊恐不已，但这并不代表人人都会得癌症。因为，在我们每个人的身体里都有一支威力强大、反应灵敏、分工精细而又协同作战的精锐防卫部队——免疫系统，它在不停地工作，不断杀死这些“非正常的细胞”，每时每刻都在为保卫你的健康而与敌人搏杀着。只要你体内的免疫系统没有出现异常，你就不必担忧癌细胞会泛滥成灾。

因为，假如免疫系统功能正常，它就能够及时地侦察发现、准确地判断识别，并且迅速调动兵力、果断指挥以全歼敌人。因此，尽管每天都有 100 ～ 200 个或 3000 ～ 5000 个癌细胞产生，但它们都可以被我们身体内的免疫系统及时消灭干净，无法生存，我们自然也就不会得癌症了。

但是，假如免疫力出了问题，免疫系统的侦察识别能力变差，反应迟缓，兵力弹药不足，或者指挥失灵等，有可能让本来应该全部被剿杀的敌人出现漏网之鱼。这时候，功能异常的免疫系统会误把这些幸存者当作自己人，并且给它们提供舒适的生存环境。久而久之，它们的队伍就会逐步壮大，到那时可能就不止一二百个或三五千个了，有可能就会变成一两万个或三五十万个。

100 万个癌细胞的体积，也大概只有一根针的针头那样大小而已。这时候，我们可能仍然不会有异样的感觉，但已是重病在身了。如果身体状况得不到改善，免疫系统继续恶化的话，体内癌细胞将会不断地裂变增加，500 万、1000 万、1 亿、5 亿……直到有一天我们在自己身体上可以摸到硬块，如果这个硬块大约有 1 立方厘米大，那它至少拥有 10 亿个癌细胞了。这时候，如果身体状况仍然没有得到改善，其结果就可想而知了。

所以，小到一个微不足道的伤口和感冒，大到让人谈之色变的癌症，免疫系统功能都在其中扮演着重要角色。想要保持身体健康，我们就必须提高身体免疫力，确保免疫系统正常发挥功能。只有在机体免疫系统的协同作战下，人类才能抵抗病原的侵袭，并且在有疾病入侵时产生强有力的“自愈力”驱除病原，使机体恢复健康。我们想要与癌症绝缘，提高自身的免疫力是最佳的预防方案。看到这里，你是不是也深感免疫力是身体健康的根本？

免疫缺陷：人体没了抵御外部感染的屏障

假如我们的免疫系统功能正常，只是暂时受到饮食、睡眠、运动、压力等因素影响而变得低下，可能会表现为经常感冒、容易疲惫等。但是，假如我们的免疫系统功能失常或者不完善，后果就要严重多了，因为这时候会出现各种免疫缺陷疾病。

我们先来看看什么是免疫缺陷。简单来说，它就是指免疫系统抵抗感染的能力低下，临床表现为反复感染或严重感染性疾病。

免疫缺陷可以分为原发性和继发性两种。前者非常少见，临床上我们见到的主要是继发性免疫缺陷，这类患者非常容易遭受各种感染。那么什么是继发性免疫缺陷呢？它是指发生在其他疾病（如慢性感染）基础上，由放射线照射、长期使用免疫抑制剂以及营养障碍引起免疫系统暂时或持久损害，最终导致免疫力低下的状况。哪些因素可能诱发继发性免疫缺陷呢？

首先是感染。许多病毒、细菌、真菌及原虫感染常常可以引起机体免疫功能低下。比如麻疹病毒、风疹病毒、巨细胞病毒、严重的结核杆菌或麻风杆菌感染，都可以引起患者 T 细胞功能下降。这其中，尤其以 HIV（人类免疫缺陷病毒）引发的艾滋病最为严重。HIV 能攻击人体免疫系统，它把人体免疫系统中的 T 细胞作为主要攻击目标，大量破坏该细胞，使这种细胞的数量明显减少，使人体丧失免疫功能。因此，感染艾滋病的人易于感染各种疾病，并可发生癌症，病人几乎都死于继发感染和癌症。所以，艾滋病的可怕之处在于让人失去免疫功能，从而死于各种感染和疾病。

其次是癌症。癌症，特别是淋巴癌，常常可以进行性地抑制患者的免疫功能。在广泛转移的癌症患者中，常常出现明显的细胞免疫与体液免疫功能低下的状况。比如，晚期癌症患者的细胞免疫和体液免疫功能都明显减弱，感染成为这类患者的最大威胁，他们可能因为感染而失去生命。

再次是蛋白质丧失、消耗过量或合成不足。患慢性肾小球炎、肾病综合征、消化道疾病或身体大面积烧伤、烫伤时，蛋白质包括免疫球蛋白大量丧失；患慢性消耗性疾病时蛋白质消耗增加；消化道吸收不良和营养不足时，蛋白质合成不足。这可使免疫球蛋白减少，体液免疫功能减弱。

最后，从原因上来看，还有一部分免疫缺陷是医源性的。其中一部分，是由于为了治疗相应疾病不得不长期使用的免疫抑制剂、细胞毒性药物和某些抗生素。比如，大剂量使用肾上腺皮质激素会使免疫功能被全面抑制；抗肿瘤药物会同时抑制 B 细胞和 T 细胞的分化成熟，从而使免疫功能被抑制；某些抗生素如氯霉素会抑制抗体生成和 T 细胞、B 细胞对有丝分裂原的增殖反应。

另一部分，是由于放射线损伤。虽然放射线治疗是应对癌症及抑制同种组织器官移植排斥的有效手段，但大多数淋巴细胞对 γ 射线十分敏感。严重的放射线损伤会造成永久性的免疫缺陷。

总而言之，不管是出于什么原因的免疫缺陷，其后果都是致命的。因为它们都会导致免疫功能低下或缺失，容易发生严重感染或癌症。因此，尽管免疫缺陷发生在我们身上的概率不大，但免疫力的重要性可见一斑，我们无论如何也要避免免疫力失常和出现免疫缺陷。

过敏反应：过犹不及，免疫力失衡的典型反应

免疫力低下时我们会容易生病，出现免疫缺陷则结果可能是致命的，那是不是意味着我们的免疫力越高越好？答案是否定的。机体抵抗外界侵扰的能力过低会出现很多风险，过高同样会带来问题，比如过敏、自身免疫性疾病等。

一位网友说自己前一阵子买了一套以前没用过的化妆品，刚用的时候还觉得挺好的。可是用了大概一周，状况出现了。她的脸开始变得红肿，出现大片红斑，上下眼睑也变得水肿。去皮肤科治疗时，医生说是化妆品过敏，给她开了一些外用药。女孩子都爱美嘛，她听说过敏是由于免疫力低下引起的，为了早点痊愈，就买来很多声称能“提升免疫力”的保健品吃。可是过了一段时间，皮肤仍没有好转的迹象，怎么办呢？她非常苦恼地问我。

那个可能是过敏原的化妆品当然必须停用，除此之外，我让她赶紧把保健品也停了。因为过敏本来就是人体的自身免疫反应过强所致，刻意提升免疫力反而不利于对抗过敏。

当然，为了对抗过敏，我们也不能矫枉过正，使免疫力过于低下。想让我们的身体保持健康，最重要的是保持免疫力平衡。

那么，我们究竟为什么会过敏呢？这是困扰很多人的问题。你不能说它是疾病，尽管它会给我们的生活带来极大不便。

我们所说的过敏，顾名思义就是过于敏感，它又被叫作超敏反应或变态反应，是由免疫机制诱导产生的。简单来说，就是我们的免疫系统对身体外部的物质反应太过敏感了。为什么会出现

这种情况呢？正常情况下，我们体内的免疫系统是一道防线，用以消灭入侵的有害物质。但是，当过敏体质的人接触到过敏原时，过分“激动”的免疫力就会让我们“过敏”。

那些明明是正常物质的过敏原，比如花粉、粉尘、异体蛋白、化学物质、紫外线等，当它们第一次进入机体时，与肥大细胞或嗜碱性粒细胞结合，产生白三烯、前列腺素等过敏因子，但是并不会立即让我们产生过敏。此状况有的会维持 2 ～ 3 天，有的会维持数月。当机体第二次接受这种过敏原时，肥大细胞才会变形，产生过敏因子，并使我们过敏。

这种过敏现象，就表现为有些人的免疫系统把这些对多数人无害的物质标识为“有害”物质，并下发动员令，号召防御部队抗体进行抵抗，于是各种作用强烈的化学因子被释放到组织和血液中。虽然这些物质一般不会破坏组织细胞，也不会损伤组织，但严重的过敏反应也很危险，例如哮喘可能导致窒息或者过敏性休克而死亡。这时候，几乎所有物质都可能成为过敏原，比如尘埃、花粉、药物或食物，它们作为抗原刺激机体产生不正常的免疫反应，从而引发变应性鼻炎、过敏性哮喘、荨麻疹、变应性结膜炎、食物过敏、食物不耐受等情况。

一般情况下，过敏反应多发生在青壮年身上，这是因为他们的机体正处于鼎盛时期，免疫系统功能旺盛。当人逐渐衰老，免疫系统功能下降时，过敏性疾病的发病率反而会下降。所以，大家千万不要认为过敏是免疫力低下所致，盲目使用提高免疫力的药物。

但是，过敏反应并不代表我们的免疫力很强、很好。我们可以看到，过敏反应的实质是免疫反应，也就是一种防御反应，它实际上是一种病理性免疫增强，是相对的过强，是免疫失衡所致。

可是，为什么有的人可以毫无顾虑地吃东西、养宠物、游玩、化妆等，而不必担忧有任何不适，而有的人在生活中总有些禁忌，比如不能吃海鲜、不能接近动物等，以防止过敏？为什么有些人的过敏反应只发生在某个年龄段，而有的人却不得不与过敏相伴终身？这就要涉及一时过敏和过敏体质的问题。

导致过敏的因素主要有两个：外在因素是由于过敏原以及精神压力、疲劳等导致的免疫力失衡；内在因素是由遗传基因所决定的，是先天性的过敏体质。过敏体质与遗传有很大的关系，但即使遗传了过敏性基因，也可能不发病，只有当后天的一些诱发因素使你的免疫力失衡，这部分基因出现异常时才会发病。因此，过敏反应是可以预防、可以改善的，关键是不要让我们的免疫力失衡。

自身免疫性疾病：战友失控，免疫系统自乱阵脚

假如说过敏反应是免疫力失衡与过敏体质共同作用的结果，那么自身免疫性疾病就完全是由于免疫系统功能过于强烈。过度反应的免疫系统会将自身组织当成外来的病原体攻击，从而使我们患上自身免疫性疾病，如类风湿关节炎、系统性红斑狼疮、慢性淋巴细胞性甲状腺炎、1 型糖尿病、自身免疫性肝炎、溶血性贫血等。

免疫系统一直充当我们健康的保护者，能阻挡和杀死入侵的细菌和病毒，然而，当免疫系统出现错误，不能够正确地辨清敌我时，便会掉转枪头攻击自身健康的细胞和器官，导致自身免疫性疾病。这种疾病之所以特别棘手，是因为医生面对这种疾病常常会“畏首畏尾”，因为面对敌人只要歼灭就好，可面对失常的战友，既怕伤着它，又想要阻止它捣乱，这就比较麻烦了。

既然不能直接杀死细菌或病毒，对症下药行不行呢？可问题是，到底是什么导致了自身免疫性疾病，现在我们还说不清。阳光、空气、食物中都有可能暗藏着触发自身免疫性疾病的危险因素，让人防不胜防。例如，装修材料中的一些化学物质就可能诱发红斑狼疮，当患者为乔迁新居而欣喜时，无论如何也想不到会患上这种折磨人的疾病。所以，找不到病因，我们当然也就没有办法有效预防。

更可怕的是，全身的组织和器官都有可能受到免疫系统的错误攻击，所以自身免疫性疾病的种类繁多。目前已知的自身免疫

性疾病有 80 多种，我们的大脑、眼睛、脊椎、甲状腺、关节、皮肤、心脏等，都有可能受到自身免疫系统的攻击。比如，脱发、肠胃不好、月经量大等，都有可能是自身免疫性疾病的表现。

就拿俗称“鬼剃头”的斑秃来说吧,这种病会让患者的头上、脸上或者身体的其他部位出现块状的毛发脱落。这其实是免疫系统攻击了毛囊，破坏了毛发生长的基础。斑秃虽然一般不会损害健康，但是会影响一个人的外貌，伤害他们的自尊心和自信心。而更为严重的类风湿关节炎、红斑狼疮等就更不用说了。

刚才我们已经提到了，自身免疫性疾病的治疗相当棘手，异常复杂：既要通过糖皮质激素等药物抑制不正常激活的免疫系统，阻止其攻击重要内脏，挽救生命；又要避免过度抑制正常的免疫系统功能，防止发生各种致命性感染。再加上我们对大多数自身免疫性疾病的发病原因和发病机制都不清楚，所以治疗和预防复发就变得更加困难了。我们应尽量让自身免疫功能正常，避免应用外源性食物和药物盲目“增强”免疫系统功能。假如自己属于高发人群，就更要严格关注自身的免疫系统工作状况。

大家千万不要以为自身免疫性疾病罕见，它其实非常常见。总体来说，育龄女性、20 ～ 40 岁的青壮年人群、有家族病史的人群、患有其他免疫疾病的人群等，都是自身免疫性疾病的高危人群，这些人更要密切关注自己的免疫力，不是看它的高低，而是看它是否平衡。

自我测试：了解你的免疫力水平

现代人似乎总是有太多事情要做，整天忙东忙西，甚至连体检都顾不上去做，更别提关注免疫力了。通过前面几章的阅读，相信大家应该已经了解到免疫力究竟有多重要，那么你是否好奇自己的免疫力到底处于什么水平、需不需要提高？就让我们一起来做个简单的小测试了解一下你的免疫力水平吧。

1 你经常参加体育运动吗?

2 你从不为琐碎小事而心绪不佳，哪怕只有一点点时间也能用于休息吗?

3 你的食谱里包含大量的蔬菜和水果，你在一年四季都会注意补充维生素吗?

4 你是个善于交际、有许多朋友的人吗?

5 你对恋爱状况很满意，感觉家庭生活很幸福吗?

6 你喜欢呼吸新鲜空气，经常散步吗?

7 你有适量饮酒的习惯吗?

8 你很注意自己的体形吗?

9 你每天喝足够多的水吗?

10 一到冬天，你就会手脚长冻疮吗?

11 你一年至少感冒 4 次吗?

12 你身体有点问题就得吃药吗?

13 你吸烟吗?

14 你居住在生活、工作压力大、环境差的城市里吗?

15 你经常使用公共交通工具吗?

16 你在一个大集体里工作吗?

17 你的工作很紧张，家务活也很繁重吗?

18 你夏天很怕热、冬天很怕冷，必须在有空调的房间待着吗?

如果（1）～（9）题的回答是“是”，每题得1分；如果（10）～（18）的回答是“否”，每题也得1分。

1～6分:可以说，你的免疫力很差，因此，你经常得病。你需要免疫学专家的帮助，否则无法增强抵抗力。

7～12分:你的免疫系统有些问题，应尽快改变生活方式和饮食习惯,多呼吸新鲜空气,多吃维生素含量丰富的食物,每天早晨洗一个水温反差大的澡，这些小措施对提升免疫力十分有益。

13～18分：你的免疫力很强，疾病会绕着你走，你即使有点不舒服，也很容易恢复。

假如得分在8分以下，那么基本上可以说你的身体已经处于亚健康状态，你的免疫系统、循环系统、消化系统、神经系统的功能可能已经受到不同程度的损伤。即便还没有表现出明显的症状，但如果去医院检查，你会发现一些指标可能已经出现异常，因为这时候你的身体抵抗力明显下降，各种原来机体免疫系统能够清除、而现在清除不了的细菌、病毒很容易趁机作乱。

在人生的不同阶段，我们的免疫力并不处于同一水平，它在我们25岁时达到顶峰，然后，随着身体各器官及组织功能的衰退，它在我们30岁以后开始逐年下降。所以，中年人是最危险的群体。

因为一方面，我们的免疫功能开始走下坡路，本来应该好好休整，给免疫系统更多呵护；但另一方面，中年时期，尤其是40岁以后，又是人生中经济压力、精神压力最大的阶段，很多人仍然不得不像年轻人一样透支健康。工作强度大、作息不规律、营养跟不上，最容易导致免疫系统出问题，免疫球蛋白数目减少，甚至引发癌症。所以，假如你的免疫力测试得分不高，又处在中年阶段，就一定要密切关注自身健康状况了。

02 免疫力的本质，支持生命自我修复

除非先天免疫缺陷，我们每个人与生俱来都有免疫力。但是，免疫力也需要小心呵护才能发挥积极作用。如果孩子一感冒，我们就给他吃药打针，便会使孩子失去锻炼免疫系统功能的绝佳机会，虽然控制住了病情，但很容易导致孩子免疫力下降。当然，我们也可以主动给予免疫系统积极影响，如按时给孩子接种疫苗，依体质与年龄选择呵护免疫力的重点举措等，以此来为孩子的免疫系统从小打下坚实基础。

人生不同阶段，需要应对不一样的“免疫危机”

之前我们已经讲过，人体的免疫力在 25 岁左右的时候达到顶峰，这时候我们身体的抗病能力最强，身体也最健康。当然，这是相对而言的。因为每个人体质不同，而免疫力受遗传因素的影响很大。有的人天生身体底子特别好，免疫功能强，相对就可能更少生病，免疫系统衰老得可能也更缓慢。而有的人先天身体底子差，他在免疫力最强的时候可能也赶不上一些老年人的免疫水平。

不管天生免疫力如何，我们都要注意外在因素的影响，否则会让免疫功能受损。而且，在个体差异之外，我们的免疫系统功能也存在一些共同规律。其中需要我们注意的是，在我们人生的不同阶段，免疫力的水平是不一样的，我们应区别对待，相应地采取一些措施来促进身体健康。

◆ 刚出生的婴儿

对于半岁前的婴儿，大家不用担心他没有免疫力，因为他们从妈妈那里获得了天生的免疫力。从半岁到 1 岁半这段时间，宝宝天生的免疫力正逐渐耗尽。而 1 岁半到 2 岁，这时候的宝宝又在重新获得免疫力，但成长的速度并不尽如人意；等到 3 岁，宝宝所获得的抵抗细菌、病毒的免疫力已经达到成人的 90%。

所以，半岁到 3 岁是孩子免疫力最脆弱的阶段，这一阶段，我们一定要注意强化他们的免疫力。

首先我们最好用母乳喂养，这会为新生儿打下良好的免疫力基础。假如实在没有条件进行母乳喂养，那么最好选择接近母乳的优质奶粉。

其次要有良好的生活环境。过去环境不卫生，宝宝容易因寄生虫、细菌或病毒引起感染性疾病。现在环境过于干净，宝宝在免疫系统发育的过程中没有充分地接触多样性的外界抗原，所以等宝宝长大后，免疫系统很容易对外界的各种抗原产生过度反应，导致过敏性疾病。

此外，环境中苯、甲醛、PM2.5 超标等也会影响宝宝的免疫力，这一点也要注意。最后要按时接种疫苗，以预防多种疾病、提高免疫力，这一点我们随后会讲到。

◆ 少年儿童

4 岁之后的小朋友开始上幼儿园了，会接触更多细菌。但是，这时候他们的免疫力水平与成人的免疫力水平已经没有太大的差距了，所以家长也不必过分担心。到 8 岁的时候，他们的免疫系统已经非常健全。

孩子在这段时间，家长需要特别注意两点。

第一是饮食。由于孩子正处在生长发育阶段，所以家长唯恐孩子营养不够，这是现代人的通病。于是，大部分孩子蔬菜等新鲜食物吃得太少，肉类和加工食品吃得过多，这些都会影响免疫力。有句古话说，“要想小儿安，常带三分饥和寒”，这是有道理的。小孩子本身脾胃比较弱，消化能力弱，假如吃的全是高蛋白、高脂肪类食物，身体根本就消化不了。中医有句话叫“饮食自倍，肠胃乃伤”。伤了肠胃，就更难吸收营养了，免疫力自然也强不到哪儿去。所以，小孩子吃饭一定要科学搭配、营养均衡。

第二是精神压力及作息。开始上学的孩子会有竞争意识和功课的压力，尤其是上了小学之后，孩子可能会因为课业而精神紧张，无法保证高质量的睡眠，从而影响激素分泌和免疫功能的正常运行。所以，家长要多与孩子交流，及时疏导他们的精神压力，并通过提供良好的睡眠条件等，让孩子睡得香，身体棒。

◆ 中年人

20 ～ 30 岁的时候，我们的免疫功能非常健康，这一时期我们只要注意养成良好的生活习惯就可以了。但 30 岁以后，慢慢进入中年的我们就成了最危险的群体。免疫系统的日渐变弱及来自各方面的压力使得现在的中年人患癌症的越来越多。对中年人来说，为了保护免疫力，一方面要调整心态，尽量做到心情愉悦平和；另一方面也要注意饮食，早上、中午吃得好一点，晚上尽量吃清淡些。

◆ 老年人

退休以后，我们终于有更多时间锻炼身体、好好休息了。可是年岁不饶人，免疫功能不可避免地越来越差。这个时期好好呵护免疫力很关键。老年人一定要根据天气变化增减衣物，适量运动，少到人多的地方，以免被病原体盯上；有糖尿病等基础病、长期卧床、体质差的人，可以考虑注射流感、肺炎等疫苗。至于饮食，一方面要保证营养；另一方面又要足够清淡，一定要少一点、软一点、温一点、慢一点，这样才能尽可能地保护脾胃，为免疫系统提供足够的动力。

正确接种疫苗，提升获得性免疫力

之前我也跟大家提过，我们人体的免疫力根据获得方式的不同，可以分为先天性免疫力和获得性免疫力。而获得性免疫力中最为大家熟悉的就是母乳和疫苗。母乳给婴儿带来的抵抗力是任何其他替代品都不可能代替的。但是，母乳提供给孩子的免疫力毕竟是有限的、被动的，所以我们还需要给孩子接种疫苗，让孩子的免疫系统自己产生防御性抗体。

简单来说，疫苗是把细菌、病毒等病原体以及它们的代谢产物，经过人工减毒、灭活或利用转基因等方法制成的一种制剂。它的作用是训练身体的免疫能力。

由于疫苗已经经过处理了，所以对身体的伤害力非常微弱，人体的防御体系针对病原能够进行合理的反应，产生一定的保护物质，比如免疫激素、活性生理物质、特殊抗体等，同时又不至于使身体产生歇斯底里的过度免疫反应。当我们的免疫系统记住了这种细菌或者病毒之后，再次接触到这种病原菌时，免疫系统就会依循原有的记忆，制造更多的保护物质来阻止病原菌的伤害。这就是为什么我们需要主动接种疫苗。

很多亲戚朋友在给孩子注射疫苗的时候都会问我："Hib 疫苗打不打？"我一般都会说："经济条件允许的话，有选择性地打。"他们往往会接着问："会不会有副作用？"我说："没有人能保证没有任何副作用，但一般都是没问题的。"

什么是 Hib 疫苗呢？它是一种计划外疫苗，用来预防 b 型流感嗜血杆菌感染，家里有孩子的应该不会陌生。一般来说，我们现在使用的疫苗可以分为两类。

一类是计划内的，由政府免费提供，属于强制性接种疫苗。目前我们国家的计划内疫苗是卡介疫苗、乙肝疫苗、脊髓灰质炎疫苗、百白破疫苗、麻疹疫苗、乙脑疫苗、流脑疫苗、小儿麻痹糖丸等。对于这些疫苗，孩子到年龄了直接去打就行。

另一类是计划外的，属于自费且为自愿接种。不少家长觉得计划外疫苗接不接种无所谓，这是不对的。其实，计划内疫苗与计划外疫苗是相对的，在国家财政允许、疫苗可以足够供应的情况下，计划外的也将会变为计划内的。比如，2008 年的时候，我国就扩大了计划内疫苗的范围，增加了 4 种疫苗，分别是麻（疹）风（疹）腮（腺炎）联合疫苗、乙脑减毒活疫苗、流脑疫苗、甲肝减毒活疫苗。所以，计划外疫苗是计划内疫苗的重要补充，许多计划外疫苗针对的疾病发病率很高，危害很大，有条件的话我们还是应该接种的。比如，最好所有孩子都接种水痘和 Hib 疫苗，而体弱多病的宝宝可以选择性地接种流感和肺炎疫苗。

但是正如我那些亲友担心的一样，很多家长也害怕有副作用，所以犹豫要不要给孩子接种计划外疫苗。其实对此我们大可不必过于担心，毕竟出现副作用的人还是少数。而且，有些副作用还是可以避免的，除非是过敏体质的孩子。另外，大家也不必担心打疫苗会降低孩子自身的免疫力，疫苗对人们的自身免疫系统不会造成不良影响。

有些孩子接种疫苗之后可能会出现发烧、食欲不振等现象，这并不是说疫苗有问题。事实上，疫苗本身就是外来入侵的敌人，它的作用就是要激发免疫功能起反应，因此，在接种后 24 小时之内发热低于 38.5℃，孩子精神好，没有其他情况，一两天后就退烧，是接种疫苗的正常反应，对机体只会造成一过性影响。类似的状况还包括皮疹、呕吐、四肢乏力、腹泻以及接种部位红肿、疼痛、硬结等，大多会在 1 ～ 2 天内自行恢复，通常不需要做任何处理。这时，孩子应适当休息，多喝开水，注意保暖，防止继发其他疾病。

但是假如孩子出现持续高热、惊厥、呕吐、皮疹、四肢软弱无力难以消退的症状，这就是非正常现象了，最好立即带孩子去医院检查一下。

另外，我并不建议大家给宝宝接种所谓提升免疫力的疫苗，因为每个宝宝的体质不一样，小宝宝的抵抗力是要靠平时来提高的。我们只要提供给孩子营养全面的食物，平时多带他们到户外活动，提高他们的睡眠质量，让他们多吃一些能提高抵抗力的食物、多喝白开水，并定期带他们检查微量元素，基本上他们的免疫力都不会有什么大问题，没有必要随意给他们注射专门提升免疫力的疫苗。

提升孩子免疫力的方法要得当，过于干净没有必要

过于干净的环境对提升孩子的免疫力无益

为了保护免疫力，我们每个人都应该保证日常生活的清洁卫生，但是有一类人有点例外，那就是小孩子。小孩子不需要过于干净的环境，因为这样免疫系统能对病原形成免疫记忆，万一再次遇上，机体可以很快将其消灭。如果你家太干净，孩子没有机会通过感染产生抗体，抵抗力反而减弱。

也就是说，假如小孩子稍微接触一点病毒或者细菌，身体就会获得对这种病毒或者细菌的免疫力，长大了他们就不会生同样的病了。这就是为什么说“不干不净，吃了没病”那句俗语并不是完全没有道理。人是在细菌和病毒等病原体的伴随下长大的，病原体会让人生病，同时也有助于人体自然防御系统的健康发展。

假如小孩子生活的环境太干净了，那么一旦长大后到一个不太干净的环境，他们就容易生病，反而是那些生活在卫生条件不是很好的环境中的人更健康。比如有人穿的衣服是抗细菌、病毒的，家里也到处用消毒剂，这就是过于干净了，是没有必要的。

所以很多家长会发现，自己的孩子在家里好好的，但一上幼儿园，不是患湿疹就是感冒腹泻、咳嗽等，回了家就没事。这就是典型的自身免疫力低下。我就遇到过这样一位小患者，他上幼

儿园第一天身上就出现大量红疙瘩，这是过敏性湿疹。他妈妈赶紧把他接回家，湿疹很快缓解，几天后便消失。看他病好了，妈妈又把他送进幼儿园，结果他不仅全身瘙痒，还长出脓包疮，不得不回家休养。后来他们家人发现，只要孩子一进幼儿园，准生病，所以他也成了医院常客。

为什么会这样呢？原因出在他妈妈身上。这位小孩子的妈妈有洁癖，总是担心孩子因接触不干净东西而生病，还给家人定下多条规定，除了孩子亲人外不准任何人触摸孩子，严禁孩子接触泥土等脏东西。就这样，由于生活的环境太干净，接触的微生物太少，孩子的自身免疫力十分低下。结果孩子到了幼儿园，接触到很多细菌，所以就特别容易生病。

因此，家里有小孩子的妈妈们都要引以为鉴。别以为你近乎洁癖的行为是在为孩子好，其实这是在扼杀孩子的免疫力。

我们没有必要在家里整天用消毒剂。消毒剂是医院需要用的，因为医院里有各种各样的病原体，去看病的人免疫力又比较低，可能造成交叉感染，所以需要消毒。而家里通常没有那么多病原体，任何物品都要消毒的做法是完全没有必要的。世界卫生组织就曾经强调，抗菌清洁用品会使微生物抗药性问题更严重。而美国医学会也呼吁大众避免使用含抗菌成分的清洁用品，因为这些产品可能是产生抗药性微生物的因素，人们只要使用一般的肥皂和水就可达到清洁的效果。

大家也不要以为孩子因为太小，所以免疫力低下。事实上小孩子的免疫力并不比大人差，只是他们和大人的免疫反应组合不同，小孩子的免疫系统尚未强固，所以幼儿园里一个小孩子感冒，其他人可能跟着感冒。但是，随着年龄的增长，孩子的免疫机能逐渐成熟，3 岁以上孩子的体内免疫血清的抗体浓度即接近成人。8 岁后，孩子整个免疫系统的抵抗力已和成人相当，我们没有必要给他们过度保护。

的确，有些细菌需要避免，比如病人携带的病原体对孩子健康不利，要尽量避免让他们直接接触；易患过敏的孩子，要避免接触致敏物质，如动物毛发等。但是，家里的卫生没必要依赖有杀菌功效的清洁产品。只要遵循基本的卫生习惯，保持房间干净，饭前便后、玩耍之后洗手，勤剪指甲，不啃玩具等，孩子就不会轻易生病。至于玩泥巴、在草地上打滚、堆城堡、挖洞穴等一些家长认为脏兮兮的游戏，我们完全可以让孩子玩，孩子不但不会因此而得病，反而能增强身体抵抗力。

八种做法有利于提升孩子的免疫力

假如你真的想让孩子拥有强大的免疫力，那么正确的做法有以下几种：

要定时打开门窗换气。每天至少 2 次，选择上午 9 ～ 11 点、下午 3 ～ 5 点等空气污染低的时间段，每次不得少于 20 分钟，保证孩子房间空气流通。

多带孩子到空气清新的公园、绿地等处做户外运动，以增强体质，提高他们的免疫力。

每星期室内消毒一次，如用食醋熏蒸法，以减少病原体的数量。

鼓励孩子多吃新鲜蔬菜、水果、猪血等可以提升免疫力的食物。

不要当着孩子的面，或在孩子的居室里抽烟。

让孩子多亲近自然。人体抗病能力是逐渐养成的，出生后及时打疫苗，是主动形成抗病能力；孩子接触土壤、绿色植物及各类微生物，是被动接触细菌和病毒，让身体逐渐认识它们，最终形成抗病能力。

多让孩子和其他孩子接触，让他们暴露在感染源下，可以刺激孩子的免疫反应，增强他们的免疫系统。

和孩子讨论身体自我治疗的能力，让孩子了解身体具备的自愈力，让他们学会相信自己的身体本能，不致过于依赖药物。假如经常强调孩子虚弱，将会让他们更焦虑不安。

轻松五招提升免疫力，助准妈妈好“孕”

对每一个女人来说，怀孕时期都是人生中一个需要特别对待、格外关注的时间段。在此期间，我们的身体不可以有任何差池，这样才能孕育一个健康强壮的宝宝。如果我们在怀孕期间生病，那么宝宝在妈妈的肚子里肯定也会不好受的。特别是当准妈妈生病时，吃药打针会对肚子里的宝宝有不小的影响。

所以，准妈妈的免疫力尤其重要，它能帮助我们在十月怀胎期间尽量不生病。那么，准妈妈们该怎样保护并且提升自己的免疫力，以达到远离疾病的目的呢?

◆ 保持轻松愉悦的心情

怀孕期间我们的身体会出现很大的生理变化，包括身材走样、动作笨拙、记忆力下降等。面对这些情况，很多准妈妈会表现得比较烦躁，甚至会有抱怨；还有一些准妈妈有过多的担心，对怀孕这件事过于紧张；一些准妈妈还会出现产前焦虑症……

上面的这些负面情绪和巨大的心理压力都会使准妈妈的免疫系统功能受损，严重削弱准妈妈的免疫力。所以我们要放松心情，轻松愉快的心情才有利于准妈妈免疫力的提升，有利于胎儿的健康。

◆ 做好自我保护工作

准妈妈要认识到自己处于特殊时期，应加强自我保护意识。这就意味着，我们在怀孕之前就要做好准备。比如，冬天是流感多发季节，如果计划在冬末春初怀孕，就可以提前注射流感疫苗，注射疫苗 2 ～ 3 个月后再受孕。

怀孕之后，准妈妈到医院或者其他公共场所、人员密集的地方时，要戴口罩；饭前便后、外出归来以及打喷嚏、咳嗽和清洁鼻子后，都要立即用流水和肥皂洗手，这样才不至于给免疫系统增加太多负担。

◆ 均衡饮食

相信所有的准妈妈都知道要补充足够的营养。但是需要强调的是准妈妈的营养要均衡合理，特别是具有免疫调节功能的蛋白质、维生素和一些微量元素一定不能缺乏。

蛋白质是准妈妈免疫系统防御功能的物质基础，缺乏蛋白质就会影响免疫细胞和抗体的形成，导致机体抗病能力减退，让疾病有机可乘。

维生素 A、维生素 B_2、维生素 B_5、维生素 C、维生素 E、叶酸和牛磺酸都是准妈妈维持正常生理功能所必需的营养素，它们的缺乏也会导致免疫力的降低。

铜、铁、锌等微量元素与免疫功能也是密不可分的，准妈妈如果缺乏这些元素，就会使免疫机能受到抑制，疾病发生率也会随之升高。

另外，我们还要补充足够的水分，多吃蔬菜和水果。其中，多喝水可以加快身体循环，有助于将病毒排出体外。

◆ 按时休息，提高睡眠质量

良好的身体状态与充足的睡眠息息相关，睡眠不足就会导致体内的 T 细胞和吞噬细胞数量减少，患病的概率就会增加。

准妈妈最好在晚上 11 点前睡觉，睡到第二天自然醒就可以，只要精神舒爽就说明睡饱了。睡眠不好的准妈妈可以在睡前喝一杯热牛奶，睡前避免情绪过度兴奋，让卧室保持合适的温度、湿度和光线，睡前用热水泡泡脚等，这些都有助于提高睡眠质量。

◆ 科学、合理运动

很多人都认为准妈妈运动对胎儿不利，这是不对的。运动胜过所有的药物，是人体提升免疫力非常有效的方式。当机体处于运动状态时，免疫细胞分泌干扰素的量比平时增加 1 倍以上。

虽然隆起的腹部使得准妈妈无法剧烈活动，但是我们还是可以选择散步、准妈妈操等比较柔和的运动种类。准妈妈每天坚持运动一小会儿，持续下去，不仅会使免疫细胞数目增加，免疫力增强，还有利于顺利分娩。

无毒一身轻，给器官排毒，提升免疫力

空气、水源、食物——身体毒素的来源

我们无时无刻不在给身体累积越来越多的毒素，虽然我很不愿意这样说，但事实就是如此，我们可以自己想想看。

自从 PM2.5 这个概念广为人知以后，我们就都知道了，原来我们每天呼吸的空气中悬浮着各式各样的有毒物质，包括二氧化碳、一氧化碳、碳氢化合物和烟的粒子状物质等。这些物质一旦进入肺部，就会侵蚀肺脏的细胞组织，这样一来，就会引起人体代谢异常，造成神经机能障碍，最可怕的是，它们可以吸附致癌性的物质，进入人体肺部深处并停留在那里。

而在我们的水源中，充斥着来自工厂排放的工业废水、农业用地的化学毒素、畜牧业的动物排泄物、家家户户使用的合成洗涤剂以及各种放射性物质，还有消毒用的氯以及氯与各种有机化学物质结合产生的三卤甲烷。这些毒素，绝对是膀胱癌、卵巢癌、前列腺癌、直肠癌和血液系统肿瘤的元凶，也是导致中枢神经障碍、心脏病、肝、肾功能受损、妇女流产、婴儿先天性异常、儿童脑部发育受损等大大小小疾病的危险因素。

至于食物中的毒素更是举不胜举了。我们食物中的毒素包括农药、化肥、有毒重金属、各种添加剂，以及食物因储存、烹饪方式不当所产生的毒素，等等。

所以，我们的肾脏和肝脏马不停蹄地忙着清除每天饮食与呼

吸所累积下来的负担——附着在水果上的农药、弥漫在烟尘中的金属成分、加工食品里的糖分和坏脂肪，以及接触家庭清洁用品后残留的化学混合物质……虽然听起来相当可怕，可是这些还不是全部——这仅是我们最常接触到、令人烦恼的部分毒素来源。

给器官排毒，提升免疫力的首要任务

各种毒素进入身体之后，都会在人体细胞内造成即时或永久性的伤害，都会让我们的免疫力或多或少降低。毒素长期累积的结果，就是让免疫功能失调，出现癌症等疾病。所以，想要提高免疫力，给身体各器官排毒是首要任务。

肺部排毒。肺脏是最易积存毒素的器官之一，我们呼吸到的空气中飘浮的细菌、病毒、粉尘等有害物质都会进入肺脏。我们想给肺部排毒，可以早上在空气清新的地方或雨后练习深呼吸，深吸气时先缓缓抬起双臂，然后突然咳嗽，同时迅速垂下双臂使气流从口鼻喷出，将痰液咳出。如此反复多遍，每天坚持这样做，能使肺保持清洁，这样可以帮助肺脏排毒。此外，还可以多吃黑木耳，因为黑木耳含有的植物胶质有较强的吸附力，可以清肺、清洁血液。

肝脏排毒。肝脏是人体最大的解毒器官，各种毒素经过肝脏的一系列化学反应后，就会变成无毒或低毒物质。要给肝脏排毒，我们需要体育锻炼，在运动中，通过把压力施加到肝脏等解毒器官上，改善器官的紧张状态，加快其血液循环，促进排毒。我们还可以多吃苦瓜，苦瓜中有一种蛋白质能增加免疫细胞活性，可以清除体内有毒物质。

肾脏排毒。肾脏是排毒的重要器官，它过滤血液中的毒素和蛋白质分解后产生的废料，并通过尿液将它们排出体外。给肾脏排毒主要是不要憋尿。尿液中毒素很多，若不及时排出，会被重新吸收，危害全身健康。充分饮水可以稀释毒素的浓度，而且可促进肾脏新陈代谢，从而将更多的毒素排出体外，但切记水不等于甜饮料。建议大家每天清晨空腹喝一杯温水，此外还要多吃黄瓜、樱桃等有助于肾脏排毒的蔬菜和水果。

大肠排毒。肠道中的粪便毒素很多，比如硫化氢、吲哚、粪臭素，若不及时排出，会被机体重新吸收，损害人体的健康。因此我们应保持大便通畅。清晨起床后至少喝 200 毫升水，多活动活动，能起到清刷胃肠的作用，使得大小便排出，清除毒素。我们应以天然食品取代精加工食物，其中新鲜水果是强力净化食物，菠萝、木瓜、奇异果、梨都是不错的选择。此外，粪便之所以会留在人体内就是因为肠道的蠕动不够，如果平时多吃富含纤维的食物，比如糙米、蔬菜、水果等，能增加肠道蠕动，可减少便秘的发生。

皮肤排毒。皮肤是人体最大的排毒器官，皮肤上的汗腺和皮脂腺，能够通过出汗等方式排出其他器官难以排出的毒素。我们可以每周至少进行一次使身体多出汗的有氧运动。每周最好还要洗一次蒸汽浴或桑拿浴，能加快新陈代谢、排毒养颜。蒸桑拿时要注意多喝水，洗之前喝一杯水可以帮助加速排毒，洗完后喝一杯水能补充水分，同时帮助排出剩下的毒素。

不乱用、滥用抗生素，小病痛是锻炼免疫系统的好机会

说起抗生素，真是让人又爱又恨。自从它诞生以来，真是为人类的健康做出了极大贡献，物美价廉的它很快就在我们生活中占据了重要地位，所以，很多人如果出现头疼脑热、眼部不适、腹泻的状况，都会自己去药店买些抗生素来使用，比如头孢氨苄、氯霉素眼药水、乙酰螺旋霉素、氧氟沙星、氟哌酸等。在我们的家庭小药箱中，它们也是常备药吧？但是，抗生素虽然能治病，但如果自己随意滥用，对免疫力的伤害是相当大的。

大家也应该知道，自从 2004 年 7 月 1 日始，全国未列入非处方药目录的各种抗菌药物，在零售药店必须凭执业医师处方才能销售，这让很多人抱怨给自己带来了不便。可是大家想想，为什么国家会对抗生素的使用如此严格要求了呢？这实在是因为抗生素如果随便使用，后果太严重了。

是药三分毒，乱用、滥用抗生素后果严重

◆ 二重感染

正常情况下，人体肠道中寄生着种类繁多的细菌等微生物，被我们称为菌群。和任何其他生物族群一样，菌群中的各成员也存在竞争与合作，它们相互制约，形成了一种相对平衡的状态。

在这种平衡状态下，任何一种微生物都不能无限制大量繁殖，因而也就不会给人体带来伤害。然而，假如我们长期大量使用抗生素，就会让肠道内对抗生素敏感的微生物种类元气大伤，而那些耐药的或者对抗生素不敏感的微生物就会因为失去制衡作用而大量繁殖，从而引起二重感染。

在机体防御机能低下时，尤其是年老、体弱、有严重慢性病或血液病的患者，更是容易出现二重感染，主要表现为肺部感染、消化道感染（如鹅口疮、食道炎、肠炎等）、尿路感染和败血症。由于引起二重感染的耐药菌往往是一些真菌，这些真菌感染如果不及时治疗，有可能会导致患者的死亡，所以大家千万要引起警惕。

◆ 让细菌产生耐药性

乱用滥用抗生素，极有可能让细菌的耐药性增强。比如，你今天嗓子痛，自己诊断不是什么大毛病，可能是咽喉炎，于是决定吃阿莫西林消炎。你每天吃 3 次，吃了 3 天，感觉好点了，自己停药。又过了 4 天，咽喉炎又发，你又开始吃药，症状有缓，停药。10 天后又复发，只好去医院。很多人都有过类似情况吧。可是你知道这样做后果有多可怕吗？

我们身体里的细菌构成了一个大的生态环境，和自然界其他生物一样，优胜劣汰同样适用于细菌在自然界的生存和延续。在某种抗生素的强烈打击下，绝大多数细菌很快死亡，但是总有一些抵抗力强的细菌逃了过去，生存下来。慢慢地，这些经过抵抗的细菌就有了抵抗这种抗生素的能力，并形成基因突变，而且可以把这种抵抗基因遗传到下一代，这就形成了细菌的耐药性。

如果被这种菌株感染，服用同样的抗生素就根本没有用。细菌耐药性的增强,会使人类在发生严重感染时面临无药可治的境地。所以，平时的小病小痛，最好不要用抗生素，而应靠自身的抵抗力，使免疫系统得到锻炼。

抗生素不是万能药，要合理使用

抗生素也不是对所有炎症都管用，它只适用于由细菌和部分其他微生物引起的炎症，而对日常生活中经常发生的由病毒引起的炎症，比如病毒性感冒等炎症就没有效。对麻疹、腮腺炎、伤风、流感等患者给予抗生素治疗，也是有害无益的。而咽喉炎、上呼吸道感染，90% 以上由病毒所引起，对患者用抗生素也是无效的。所以，别把抗生素当成万能药吃，更不要为了让疾病早日痊愈而把几种抗生素一起服用，这样只会让免疫力下降，却未必能改善病情。

成人偶尔一两次自己擅用抗生素也就罢了，以后引起注意尽量不要再用就行，但对于婴幼儿和儿童，千万不要随意使用。

这是因为，孩子身体各个器官发育不成熟，对成人可能不会造成损害的抗生素，往往会对婴幼儿和儿童造成严重的损害。如一些抗生素的毒副作用会造成孩子肝功能的严重损害；喹诺酮类药物如环丙沙星等对儿童软骨有潜在损害；氯霉素则可导致骨髓抑制，引发血液病和灰婴综合征。一些氨基糖苷类抗生素，比如新霉素、庆大霉素、链霉素、卡那霉素等容易造成孩子耳聋和肾损害，一些非氨基糖苷类抗生素，如氯霉素、红霉素等也可以引起药物性耳聋。

所以，千万不要孩子一感冒就挂盐水，一咳嗽就吃消炎药。

另外，大家假如确实需要使用抗生素，尤其是孩子需要用抗生素时，能用“窄谱”就不用“广谱”。窄谱抗生素应用范围窄，针对某一种或某一类细菌，广谱抗生素则对各种类型的细菌都有效，不过耐药细菌更多，不良反应也相应增多。

抗生素不是不能用，而是要合理使用、正确使用，不能滥用。所以我并不建议大家随便到药店购买抗生素使用，即便要用抗生素，最好也是在医生的指导下进行。

别迷信保健品，吃了不一定能提升免疫力

一般来说，没有必要，我不建议大家吃保健品，我们可以选择食物疗法和运动疗法增进机体免疫力。如果需要保健品，我建议大家在医生建议和指导下服用，不要把它们当作商品随意选购。但假如你需要自己选择一些日常保健品，那么下面这些原则可以提供给你。

◆ 一定要了解你的需要

比如你的身体根本不缺钙，你自然也就不需要吃钙片。假如你的膳食结构合理，能够从正常饮食中摄取所需营养，你的生活也很规律，能够坚持身体锻炼，那么，有这么好的生活方式，大部分保健品对你来说就不是必需的，它们顶多可以给你的免疫力锦上添花。这时候，你可以不必吃任何保健品，即使要吃的话，也不要选择以含营养素为主的类型，而是可以选择具有提高机体免疫力功效的保健品，或选择具有美容作用的保健品。假如你的免疫系统功能也很好，你几乎不得病，就不必吃提升免疫力的保健品。如果你的容颜、身材保持得很好，也不必吃保健品，吃了只会增加肝肾代谢负担。

总而言之，第一条原则的宗旨是，需要的时候再吃保健品，假如不需要，就没必要给身体增添额外负担。

◆ 吃保健品不要全家总动员

很多人会觉得："保健品对身体好啊，给老伴儿买的保健品，也给孙女吃一点吧。"事实上这是非常错误的认识，食物尚且不是人人都适合吃的，更何况是保健品呢？老幼咸宜的保健品是很少的，每个人的健康状况更不可能相同。即便是那些营养品，比如人参、燕窝，也不是全家老少都可以吃的，都应该听取医生或营养师的建议。尤其是准妈妈、乳母、婴幼儿，更不能随便吃保健品。

◆ 一定要看清楚保健品的成分

很多人一看到自己不懂的术语或者数字就头痛，于是他们只看产品名字、只听广告。大家以后要尽量改正这种做法，购买保健品时一定要看成分标示，还要看所含的剂量。

比如，你想给准妈妈购买含有多种维生素和矿物质的保健品，但想侧重补钙，那你就应该看钙的含量是否足够。准妈妈每日需要摄入 1800 毫克钙，如果从食物中能摄取 1000 毫克的话，那么每天就需要再额外补充 800 毫克的钙，如果你所购买的保健品每片含钙量很小，有的只含 300 毫克，那么这样的保健品就不是太合适。如果你想侧重补铁，一般人体每日可补充 2 毫克的铁剂，如果你所选的保健品中铁的含量只有 1 毫克或零点几毫克，那么这样的保健品也不太合适。

这就是为什么我们要看清楚成分和含量，并不是只要它能“补铁”“补钙”就可以。

◆ 保健品绝对不是多多益善

大家都说人参好，可是让你每天都吃，身体绝对受不了。保健品和任何东西都一样，是把双刃剑，看你怎么用。它之所以能帮我们提高免疫力，是因为含有人体所需的各种营养素，但无论哪一类营养素，无论多有营养价值，在人体内的浓度都是有一定限度的，过多了就会影响到与其他营养素之间的平衡。

比如锌和铁，过多摄入锌，可抑制铁的吸收和利用；而过多摄入铁，又反过来影响锌的吸收和利用。营养素之间的平衡被打乱了，就会影响某些营养素的吸收和利用，而每种营养素对人体的益处都是不可代替的，都是唯一的。

所以，在吃保健品的时候，我们不能因为缺什么就无限制地补，以至于这种营养素过剩殃及了其他营养素的吸收利和用，更不要明明不缺却非要补。

◆ 不轻信标榜能“提升免疫力”的保健品

正规的通过国家相关部门批准的具备“提升免疫力”功能的保健食品，都是有适宜人群的，而这类适宜人群是“免疫功能低下者”。你的免疫力是否低下，自己可能会有感觉，但它到底是高还是低，有多低，最好去医院检查一下，不要因为自己总感冒就觉得是免疫力低，买来一大堆提升免疫力的保健品来吃。

一般情况下，健康人群只需要通过健康的生活方式来提升免疫力。只有对于确实属于免疫力低下的人群，才推荐服用一些保健品辅助提高免疫功能，但是最好在医生的指导下进行。

03 顺时养生，提升免疫力最有效的方法

日常生活习惯对疾病和健康的影响远远超过药物的作用。有规律、顺应自然的生活，可使身体处于平衡、安宁的状态，使免疫系统有张有弛。现代人之所以早衰现象严重，甚至突发“过劳死”，主要与生活太丰富、太没有规律而导致的免疫力低下有关。最健康的生活是简单、自然、规律的生活，养成良好的生活习惯，免疫系统便能更好地发挥作用，更好地维护身体健康。

顺应自然规律，助力免疫力提升

“简单、自然、规律”是最好的生活习惯。我们应让自己顺应自然、贴近自然，适当地远离一些现代文明的产物。比如，少吃罐头食品、油炸食物，避免经常熬夜狂欢、暴饮暴食、烟酒不离等。假如我们在日常生活中凡事都以简单自然为原则，就可以有效避免对免疫功能产生不良影响。

因为，不管你有没有意识到，我们的身体，都呈现出一种随昼夜交替、四季更迭的周期性运动。古人认为，天地是大宇宙，我们的人体是小宇宙，大小宇宙是息息相通的。自然界的万事万物都有规律,人体也一样。健康人体的活动大多呈现 24 小时昼夜的生理节律,这与地球有规律自转所形成的 24 小时周期是相适应的，这表明我们的生理节律受外部环境周期性变化，比如光照强弱和气温高低的影响，并与之同步。所以，人体的体温、脉搏、血压、氧耗量、激素的分泌水平等，都存在昼夜节律变化。而有规律的、顺应自然的生活，可以在我们的中枢神经系统内建立一定的条件反射过程，从而能使我们的生理活动有张有弛，让身体各个器官和组织处于一种平衡、安宁的状态，这其中当然也包括我们的免疫系统。

养生的最高境界是“天人合一”,其实讲的就是这个道理。做事一定要符合规律，自然是有规律的，社会是有规律的，人体是有规律的。我们要做的是遵循规律，而不是违反规律，否则早晚要付出代价。

为什么如今越来越多的年轻人会患上以前老人才有的疾病？这主要是因为现代人的生活太丰富多彩了，太违反规律了。很多年轻人的饮食饥一顿饱一顿，作息不规律，晚上当起夜猫子，白天无精打采，加上长期窝在办公室或家中，缺乏运动，所以免疫力都很差。其实他们也知道这样做不好，可是对于究竟怎样不好、到底有多不好并不清楚。于是他们总是为自己的生活不规律找上一大堆借口，往往在一段时间之后发现它的危害才开始后悔。

我对门邻居家女主人是在广告公司做设计的，前一段时间公司接了一个大业务，她们整个部门都开始加班加点，我这位邻居也经常熬夜加班到后半夜才回家。就这样过了两个月，她发现右胳膊上起了许多小水疱，又疼又痒。她没敢怠慢，一发现就立刻来问我，我说，这是带状疱疹，假如成人生活不规律、休息不好、压力大，就会导致免疫力下降，就非常容易受到外部病毒侵犯，引发带状疱疹。治疗这种疾病，除了要用药之外，一定还要多注意休息，慢慢提高免疫力。

那么你的生活是否规律呢？你有没有受到不规律生活的危害？

很多人都不知道，我们的日常生活习惯对疾病和死亡的影响大大超过医药的作用。例如，许多癌症病人由于各种原因，扰乱了正常的生活规律，特别不利于机体康复，这种不规律的生活往往会让免疫力更加低下，病情更加严重。对于其他疾病也一样，只有形成良好的生活规律，才能让免疫系统更好地发挥作用，才能有利于病情恢复和身体健康。

当然，相信每一个人都不愿意生病了再来重建自己的生活方式，我们最好从现在做起，从日常生活点滴做起，从改变不良的生活习惯做起，从合理安排膳食结构做起。我们每天改善一点，离健康也就更近一点。

坚持“四早”原则，使免疫系统张弛有度、充满活力

在健康生活方式的原则中，这“四早”原则是非常关键的。想要保护并且提升自己的免疫力，大家一定要尽可能做到。

◆ 早睡

“早睡早起身体好。”这句话不是念着玩的，它是无数人实践的结果，有一定的科学道理。睡眠的产生，主要靠大脑分泌的激素褪黑素来诱导，它的分泌非常有规律，在白天，血中的浓度极低，到了黑夜则显著升高，凌晨 2 ～ 3 点时达到最高峰。随着褪黑素分泌量的逐渐减低，睡眠逐渐变浅，直到我们早晨自然醒来。

正常睡眠由深睡眠和浅睡眠构成，两者交替出现，只有深睡眠才是有效睡眠，对消除疲劳、恢复体力起到重要作用，但它在每昼夜的总睡眠时间里，仅占 15% 左右。人在夜间 0 ～ 4 点之间容易获得深睡眠，正常成年人，一般在入睡 60 分钟后才会进入第一次深睡眠。因此，我建议没有睡眠障碍的成年人，在晚上 10 点半前开始进行睡前准备工作，比如洗漱、放松、上床，保证 11 点前入睡，1 小时后顺利进入深睡眠状态，以保证良好的睡眠质量。

熬夜不仅会影响睡眠，也会对其他活动产生影响。因为如果前一天熬夜，胃肠失调失序，人第二天就会没有食欲。而且我们的生理时钟错乱，早上成了晚上，饮食习惯当然跟着不正常。饮

食不正常，肠胃就会出问题，容易积存废气、毒素，导致我们第二天早晨起床时觉得打不起精神，浑身懒散，而且胃口也不好。所以，想要让身体正常运转，我们最好早睡。

◆ 早起

虽说“早起的鸟才有虫子吃”，但睡到自然醒、睡个大懒觉是多么幸福的事情，我们为什么要早起呢？那么，早起对身体有哪些好处呢？

通常，早起的人比夜猫子拥有更快乐的心理感受，年龄越大越明显。因为早起不仅能振奋精神、舒缓情绪、清醒头脑、提高工作效率，还能加快代谢、提升免疫力，让我们保持好气色。早睡早起的人情绪更稳定，精力更充沛，解决问题也更顺利，处事更谨慎。所以，早起会让你幸福感更强，生活满意度更高。

而且，早晨很安静，没有孩子的喧闹，没有婴儿的啼哭，没有足球赛，没有汽车，没有电视的噪声。清晨是那么的安静祥和。这是一天中最美好的时间，你可以尽情享受这平静时光，可以用来思考，阅读，呼吸，带来一天的好心情和好状态。

◆ 吃早餐

其实，吃不吃早餐和运不运动一样，可能是一种习惯，可能是一种观念，也可能是一种整体生活形态的体现。但是，不吃早餐造成的不良影响，既深且广，包括从对胃肠的伤害到患慢性病，甚至还会导致心神不宁、身材走样，所以大家对早餐一定要引起足够重视。

我们饥肠辘辘地开始一天的工作，这会让血液中的糖分降低，低血糖会促进生长激素的分泌；然后我们在午餐摄取大量的食物，使得生长激素的分泌更旺盛，组织脂肪就会不断增加。如果持续这种生活方式，脂肪便会持续地蓄积。长此以往带来的后果不仅是肥胖，更是内分泌失调，免疫力下降。因为如果不吃早餐就开展一天的工作，身体为了取得动力，就必须动用甲状腺、副甲状腺、脑下垂体之类的腺体，去燃烧组织，除了造成腺体功能亢进之外，更会使得体质变酸，长期下去容易使人们患慢性病。还有些人不吃早餐就进行剧烈运动，这更不可取。

经常不吃早餐的人，往往都会有胃肠方面的障碍。早餐的英文单词是“breakfast”，本来就是“解除一夜禁食”的意思，晚餐以后不进食，如果第二天直到中午才进食，胃长期处于空荡荡的状态，容易造成胃炎、胃溃疡。

而且，不吃早餐还会影响人的心理。不吃早餐容易让人心神不宁，精神较不稳定，有歇斯底里的现象。而吃过早餐的人，情绪非常安定温和。

所以，那些常年不吃早餐的人，尤其是年轻人，一定要记得自己也有老去的那一天，一定不要忘记不吃早餐对整个身体机能的影响。不管从哪个角度来看，我们都要养成吃早餐的好习惯。哪怕已经拖到了 9 点、10 点，晚吃也比不吃好。

◆ 排早便

“一日不排便，胜抽三包烟”，宿便的危害讲得怎么夸张都不过分。它就像是腐肉一样又臭又脏，在我们的大肠内盘踞。假如人们不能及时将宿便排出，它所产生的大量毒素会被人体重新吸收。大家想想看，身体吸收了那么多毒素，对健康会有好处吗？假如长期排便不顺畅，就会降低人体免疫力，诱发各种疾病，严重危害人体健康。

而对于排便来说，最好是 1 天一次，至少也要 2 天一次，它对保持消化道畅通、消化系统保健是非常有利的。排便的最佳时间是清晨，这样可以把前一天产生的废物统统清除掉，开始充满活力的新一天。所以，早晨起来我们可以先喝一杯温开水帮助肠胃蠕动，也帮着它顺利排便，排出毒素。

远离 12 种不良习惯，避免免疫力受损

想要让自己拥有健康均衡的免疫力，一方面我们要拥有有助于提升免疫力的好习惯，另一方面也要努力根除一些有损健康的不良习惯。有些坏习惯，比如抽烟喝酒大家都是知道的，并且也会有意地去克服。可是另外还有一些习惯，是我们不太注意甚至不知道的。但是对于这些日常生活小细节，如果我们长期不注意，就会严重危害身体。那么，究竟哪些有损免疫力的坏习惯是需要我们特别注意的呢？这里我来介绍一些，大家看看自己身上有没有。

睡懒觉。睡懒觉是很多人都喜欢做的事情，但是它会使大脑皮层抑制时间过长，天长日久，可能引起一定程度的人为大脑功能障碍，导致理解力和记忆力减退，还会使免疫功能下降，扰乱机体的生物节律，使人懒散，产生惰性，同时对肌肉、关节和泌尿系统也不利。另外，血液循环不畅，全身的营养输送不及时，还会影响新陈代谢。由于夜间关闭门窗睡觉，早晨室内空气混浊，恋床很容易导致感冒、咳嗽等呼吸系统疾病的发生。

起床先叠被。可能大家觉得这是一个好习惯，殊不知人体本身也是一个污染源。在一夜的睡眠中，人体的皮肤会排出大量的水蒸气，使被子不同程度地受潮。人的呼吸和遍布全身的毛孔所排出的化学物质有 145 种，从汗液中蒸发的化学物质有 151 种。被子吸收或吸附了很多水分和化学物质，如果起床就立即叠被，不让它们散发出去，容易让被子受潮以及受化学物质污染。

不吃早餐。不吃早餐的人通常饮食没有规律，容易感到疲倦、头晕无力，天长日久就会造成营养不良、贫血、抵抗力降低，并会产生胰、胆结石。

空腹吃糖。很多东西都不适合空腹吃，糖就属于其中一种。空腹吃糖的嗜好时间越长，对各种蛋白质吸收的损伤程度越重。由于蛋白质是生命活动的基础，因而长期空腹吃糖，更会影响人体各种正常机能，使人体变得衰弱，甚至缩短寿命。

吃得太饱。吃得太饱容易引起记忆力下降、思维迟钝、注意力不集中、应激能力减弱。经常吃太饱，尤其是过饱的晚餐，因为热量摄入太多，会使体内脂肪过剩，血脂增高，导致脑动脉粥样硬化。吃得太饱，还会引起一种叫"纤维芽细胞生长因子"的物质在大脑中数以万倍地增长，这是一种促使动脉硬化的蛋白质。脑动脉硬化会导致大脑缺氧和缺乏营养，影响脑细胞的新陈代谢。经常饱食，还会诱发胆结石、胆囊炎、糖尿病等疾病，使人未老先衰，寿命缩短。

边吃饭边看电视。很多人吃饭时看电视，这是很不好的习惯。一顿饭正常的时间是 25 分钟，在电视前吃饭，要么狼吞虎咽地吃完，要么就是无限制地拖延时间，这样很不利于营养的消化吸收，自然对免疫力也没有好处。

饭后松裤带。有人吃得太饱，就喜欢松裤带，这对健康十分不利。饭后松裤带会让腹腔内压下降，消化器官的活动与韧带的负荷量增加，从而促使肠子蠕动加剧，易发生肠扭转，使人腹胀、腹痛、呕吐，还容易使人患胃下垂等病。

饭后马上睡。有很多女孩子吃完饭特别困，会选择睡一会儿，这对健康是不利的。饭后马上睡会使大脑的血液流向胃部，由于血压降低，大脑的供氧量也随之减少，造成饭后极度疲倦，容易引起心口灼热。如果血液原本已经有供应不足的情况，饭后倒下就睡这种静止不动的状态极易招致中风。所以患有高血压的中老年人一定要注意。

蓄胡须。有些男士以为蓄胡须是个性的象征，可是胡子具有吸附有害物质的性能。当人吸气时，被吸附在胡子上的有害物质就有可能被吸入呼吸道内。这些有害物质中包括酚、甲苯、丙酮、异戊二烯等多种致癌物，留胡子的人吸入的空气污染指数是普通空气的 4.2 倍。如果下巴有胡子，同时又留八字胡，其吸入的空气污染指数是普通空气的 7.2 倍。如果再抽烟，污染指数将高达普通空气的 50 倍。也就是说，你将会比正常人多吸入 50 倍的有害物质。

热水淋浴时间过长。在自来水中，氯仿和三氯化烯是水中容易挥发的有害物质，由于在沐浴时水滴有更多的机会和空气接触，所以这两种有害物质会释放很多。如果用热水盆浴，只有 25%的氯仿和 40%的三氯化烯释放到空气中；而用热水淋浴，释放到空气中的氯仿就要达到 50%，三氯化烯高达 80%。所以，淋浴时间一定不要过长。

赌博。赌博之所以有害于一个人的身心健康，是因为赌博本身是一种强烈刺激，长期进行赌博，可使中枢神经系统长期处于高度紧张状态，容易引起激素分泌增加，血管收缩，血压升高，心跳和呼吸加快等，会增加心血管疾病的发病率，还会使人患消化性溃疡和紧张性头疼等病。时间长了，内分泌和免疫力都会受到影响。

生活过度紧张。从事高强度脑力劳动的中青年人，他们的生命机器在整日超负荷运转，由于他们在心理上的竞争欲强，所以在生理和心理方面都承受着巨大的压力。过度的脑力和体力劳动后，随之而来的是抗疲劳和防病能力的减弱，进而可能引发多种疾病。

以上 12 种不良习惯会使我们的免疫系统功能受损，使免疫力被削弱，所以我们应尽量避免。每改掉一种不良习惯，我们的抵抗力便会增强一点，我们的健康便会更加有保障！

拒绝熬夜，用优质睡眠打造黄金免疫力

不知道大家还记不记得被人们称为“开心果”的肥肥沈殿霞，她去世的病因是肝癌。大家都知道她肥胖，可是极少人知道她的作息习惯是怎样的。她的花名叫“沈四钟”，意思是一天只睡四个钟头。她自己说：“我每天晚上做节目，半夜开始打麻将，有时候打到天亮，有时候打到下午，一个礼拜起码打五场。”生活起居毫无规律的她，经常熬夜搓麻将，搓完就吃夜宵，白天又不好好休息。显而易见，这种生活方式无疑会让健康大打折扣，因为它对免疫系统有非常负面的影响。

有人会觉得，我只要每天睡眠时间足够就可以了，为什么一定要强调不能熬夜呢？这是因为，人体肾上腺皮质激素和生长激素的分泌都是有生物节律的。前者在黎明前开始分泌增加，上午8～9点达到高峰，具有促进人体糖类代谢、保障肌肉发育的功能；后者在入睡后方才产生，既能促进青少年的生长发育，也能延缓中老年人衰老。所以，一天中睡眠的最佳时间是晚上10点到次日凌晨6点。

假如我们不按照这个规律来，内分泌和免疫系统的功能都会受影响。不规律的睡眠和过大的压力，会导致人的免疫力下降、内分泌失调，让人容易感冒、胃肠感染、过敏等。长期熬夜还会导致失眠、健忘、易怒、焦虑不安等神经、精神症状。

可是，现代人几乎不可能“日出而作，日落而息”，很多人往往是晚上回家后，困倦感就变成了亢奋，他们开始上网，或看电

视。打游戏总想着下一局就是最后一局，看连续剧想着看完这集就睡觉，结果每次都食言。于是，人们睡得越来越晚，晚上精神越来越亢奋，形成了恶性循环。

我们医院新来的一位年轻医生，上大学的时候就是游戏迷，上班后每天能玩游戏的时间少了许多，因此总觉得下班后时间是自己的，应该好好放松才对得起自己。于是，下班回家后，他会玩游戏玩到第二天凌晨一两点，天亮了还是按时起床上班，眼睛布满血丝，哈欠连天地走进办公室，然后不断喝咖啡、浓茶提神。

我有一位老同学是文字工作者，他身边人的共同特征是0点前无精打采，0点后生龙活虎，特别有灵感，写东西也很顺利。他跟我说，自己在0点前做什么都没有兴致，但为了即将到来的兴奋时段不得不强迫自己别睡觉。过了最困的时候，他的精神就来了，看书、写文章、和同样有晚睡习惯的朋友聊天，忙得不亦乐乎。他已经习惯了把正经事拖到晚上来做，这个习惯没少给他添麻烦，白天上班满脸倦容，注意力无法集中；工作不拖到最后一刻做不出来，万一有特殊情况就手忙脚乱……每当碰到这些情况，他都会为自己睡得太晚、没有早点完成工作而后悔，可第二天又会不由自主地等待午夜降临。

我相信这些情况在年轻人身上肯定不少见，很多人会认为自己天性就是夜猫子，其实不是。把熬夜当作习以为常的事情，非要等到身体劳累得不行才恋恋不舍地进入梦乡，这其实是一种强迫症的表现。也许我们自己没有意识到，这是一种对白天生活的无声抗议。由于白天工作劳累、压力很大，他们到了晚上需要依靠亢奋去除心理上的疲惫才能入睡。这类人多会沉溺在网络上，观看网络视频、泡论坛、聊天，或是在快节奏的强劲音乐中疏散压力。还有一种人，是一直在给自己心理暗示，认为“我只有晚上效率才高”。其实真正属于“夜猫子”型的人很少,大部分人都是后天养成了熬夜的习惯。

所以，不要再告诉自己，“我晚上就是睡不着”。如果养成良好的睡眠习惯,你完全可以做到早早入睡,享受黄金质量的睡眠。

可是，假如实在需要熬夜，就像我们很多同事需要值夜班一样，这时候，就要尽可能少给身体一些伤害，大家至少要做到下面这几点：

第一，服用 B 族维生素片。开始熬夜前可以服用 B 族维生素片，以解除疲劳，增强身体抗压能力。

第二，保持脸部洁净。女性朋友熬夜前千万记得卸妆，或是先把脸洗干净，以免厚厚的粉层或油渍因熬夜而引发满脸痘痘。

第三，饮食清淡。不要吃泡面来填饱肚子，以免摄入过多脂肪和糖类。最好以水果、吐司面包、清粥小菜来充饥，而且要吃热的东西。

第四，饮料宜选绿茶或枸杞子茶。提神饮料最好是绿茶，既可以提神，又可以消除体内多余的自由基。但是胃肠不好的人，最好改喝枸杞子茶，既可以解压，又可以明目。

第五,一定要喝足够多的白开水。白开水是身体最好的润滑剂，有利于身体排毒，对提升免疫力大有益处。

在不得不熬夜时，我们应通过一些简单易行的小窍门来将身体伤害降至最低，以最大程度地呵护免疫系统，避免免疫力降低。

六大举措改善睡眠质量，修复免疫系统

好睡眠对呵护免疫系统意义重大

俗话说得好，“吃一斤不如睡一更”，睡觉的重要性看起来是不言而喻的，可是大家还真未必知道睡觉对健康到底有多重要。那么，睡眠好坏到底会对我们的免疫力产生什么影响呢？

我们在睡眠的时候，身体内会产生一种称为胞壁酸的睡眠因子，可以促使白细胞增多，吞噬细胞活跃，肝脏解毒功能增强，从而有助于将侵入的细菌或病毒消灭。所以，保质保量睡好觉，可以修复免疫系统，使其张弛有度，让免疫力保持健康。而睡眠不良，会让体内负责对付病毒和癌细胞的 T 细胞数目减少，使人的内分泌失调、免疫力下降，人们生病的概率随之增加。

而且，睡眠的时候，我们的意识相对不清楚，肌肉的随意运动停止，从而帮助我们恢复体能、巩固记忆力，其重要性仅次于呼吸和心跳，是维持健康不可缺少的活动。有了良好的睡眠，才可以使第二天保持清醒和活力。所以，成长中的孩子每天需要 8 ～ 10 小时的睡眠，成年人也需要保证每天有 7 ～ 8 小时的睡眠。

六大举措，告别失眠

也许是因为现代人的压力越来越大，所以出现睡眠障碍的人越来越多。对这部分人来说，不能安睡是很痛苦的事情，而且对身体健康也有非常负面的影响。所以，假如得了失眠症，我们一定要寻求专业医生的帮助。假如偶尔失眠，我们需要做的是想办法提高睡眠质量。那么，我们该从哪些方面入手来提高睡眠质量呢?

第一，选好床。床的高度应略高于人的膝盖，最好是硬板床上铺以软硬适中的床垫，这样可以使人体脊柱处于正常的生理状态，从而保证睡眠舒适。这当然不是说床越硬越好，因为坚硬的床也会引起脊柱变形，关键在于硬床上面要铺较厚的软垫。

第二，用好枕头。枕头对睡眠的影响非常大。人的颈部是人体最柔弱的地方，枕头太高或太低都会影响颈部肌肉的自然放松，因此，枕头能使头部比身体稍高一点即可，高度控制在 9 ～ 15 厘米为宜。枕头的高度，必须与人的一侧肩膀的宽度相仿，成人约为 10 厘米，儿童减半，过高或过低都不利于健康。因为正常人的颈椎呈向前微凸的生理性弯曲，枕头高低，必须适合颈椎的弯曲度，这样才能使颈部肌肉松弛，肺部呼吸通畅，脑部血液供应正常，使睡眠有舒适感。枕头过高或过低，有可能使颈椎变形，肌肉紧张，麻木疼痛，睡不安宁。

第三，盖好被。睡眠要暖和才香甜，但被子不能太厚太重，否则会使身体处在一定的压力之下，有碍人体放松休息。另外，睡眠时忌穿紧身衣裤，否则会影响睡眠。

第四，选择正确的睡姿。睡眠姿势有三种：侧睡、仰睡和俯睡。俗语说："立如松，坐如钟，卧如弓。"睡眠姿势以略为弯曲的侧睡为最好。中医传统医学认为，夜晚人体阴气转盛而阳气内敛，屈曲如弓的卧姿有利于阳气的收敛和人体肌肉筋膜的完全放松，易于消除疲困。同时人体最好能向右侧卧，这样可减少心脑负担，促进肝脑藏血功能和胃肠的顺利运行，这一点对心脏病患者尤为重要。另外，侧睡时脊柱略向前弯，四肢容易放到舒适的位置，使全身肌肉得到较大程度的放松，弊病较少。而仰睡时身体和两腿都是伸直的，肌肉不能完全放松，因而得不到充分休息；有时双手不自觉地放在胸前，容易做噩梦；熟睡后，舌根容易下坠造成打鼾，口水容易流入气管引起呛咳。俯睡弊病更多，除身体不能完全放松外，由于胸腹部受压，还会影响心肺功能。

第五，睡觉不要开灯。这不是无足轻重的习惯问题，而是关系健康。入睡时开灯可能会降低人体免疫功能，因为灯光会抑制人体内一种名叫褪黑素的激素的分泌。经常值夜班的夜班一族，比如空姐、医生、护士等，癌症的发病率比正常人要高出 2 倍。因此，开灯睡觉不但影响人体免疫力，而且容易使人患癌症。所以，我们以后睡觉还是不要开灯了。

第六，睡前按摩。睡眠质量不好的人，睡前可以进行自我按摩。比如按摩头皮可起到促进头部血液循环、松弛神经、消除疲劳、改善头部营养和氧气供应的功效，这对防治白发、脱发均有良好效果；按摩脸部有助于除去皮肤陈旧老化的角质层，加速新陈代谢；按摩腹部有助于胃肠消化及脂肪的代谢，可预防腹部发福。虽然每次按摩花的时间不多，但时间长了会有很好的效果。

除此之外，我们还要做到下面几点：

晚餐时少吃油腻食品，晚餐时间不宜太迟。

晚餐后 1 个小时散步，让自己有疲劳感。

睡前不饮酒、不抽烟、不喝含咖啡因的饮料。

睡觉前泡个热水澡。

卧室温度以 18℃为最佳，上床前房间应彻底通风。

手脚暖和容易入睡。穿双袜子睡觉或用热水泡脚比双脚冰凉更容易入睡。

不要把白天的烦恼带上床。在枕边放一个记事本，记下白天发生的不愉快的事情，然后安然进入梦乡。

这样我们就能拥有高质量的睡眠，就能使免疫系统得到充分修复，从而提升我们的免疫力。

午后睡个迷你觉，给免疫系统充个电

小小午觉好处多

对很多生活在大城市里的人来说，中午回家睡午觉似乎不太现实，但如果可能的话，最好能够抽时间打个盹。因为它不仅能大幅提升免疫力，还能迅速解乏，让工作效率更高、心情更好。

从免疫学角度来看，午餐后为帮助消化，身体会自动改由副交感神经主导，这时睡个短觉，可以更有效刺激体内的淋巴细胞，增强免疫细胞活跃性。

而从生理学角度而言，人体脑细胞的兴奋一般可持续 4 ～ 5 个小时，之后便会转入抑制状态。特别是午饭后，消化道的血液供应明显增多，大脑的血液供应明显减少，从而导致随血流进入大脑的氧气和营养物质也相应减少，于是人体的生物钟出现一次睡眠节律，使人产生精神不振、昏昏欲睡的感觉。此时，身体需要进行短时间的调整，以消除疲劳，恢复体力，稳定神经系统功能的平衡。

而且，在午睡过程中，人体交感神经和副交感神经的作用正好与原来相反，从而使机体新陈代谢减慢，体温下降，呼吸趋慢，脉搏减速，心肌耗氧量减少，心脏消耗和动脉压力减小，还可使与心脏有关的激素分泌更趋于平衡，这些对控制血压具有良好的效果，有利于心脏的健康，可降低心肌梗死等心脏病的发病率。

所以，大家千万不要小看这个小小的午睡，它对身体健康是非常有好处的。

睡好午觉有技巧

想要尽情享受午睡的益处，我们也要科学睡眠。

午睡不要超过 1 个小时。既然是打个盹，意味着时间不必太长，一定要控制在 1 小时以内。很多人会说，午睡后头很疼，可是睡了还想睡。这是你睡得太久，由脑袋缺氧所造成的。因为我们的睡眠分浅睡眠与深睡眠两个阶段，通常情况下，我们在入睡 80 ~ 100 分钟后，就逐渐由浅睡眠转入深睡眠。在深睡眠过程中，大脑各中枢的抑制过程明显加强，脑组织中许多毛细血管网暂时关闭，脑血流量减少，机体的新陈代谢水平明显降低。如果人们在深睡眠阶段突然醒来，由于大脑皮层中较深的抑制过程不能马上解除，关闭的毛细血管网也不能立即开放，势必造成大脑出现一过性供血不足，植物神经系统功能出现暂时性紊乱，人便会感觉非常难受。这种不适感大约要持续 30 分钟才会逐渐消失。可见，午睡时间不是越长越好，而是在 1 小时以内比较好，这样既能有效消除疲劳，又不至于睡得太沉而不愿意醒来。

不要饭后马上睡。我们最好在饭后半个小时，下午 1 点左右的时候开始午睡。饭后半个小时可以走动一下，或者干一些不太消耗体力和脑力的活儿，然后再睡觉。否则，午饭后胃内充满尚未消化的食物，这时立即卧倒会使人产生饱胀感，既不利于睡眠，也不利于消化吸收。

最好不要趴着睡。由于受到条件限制，有些人午睡时坐在椅子或沙发上打盹儿，有些人干脆趴在桌子上睡。其实，这些做法都不科学。人体在睡眠状态下，肌肉放松，心率变慢，血管扩张，血压降低，流入大脑的血液相对减少。尤其是午饭后，较多的血液进入胃肠，这时候如果再坐着睡，时间久了大脑就会缺氧，使人产生头重、乏力、腿软等不适感觉。而趴在桌子上睡，会压迫胸部，妨碍呼吸，增加心肺负担。一般认为睡觉姿势以右侧卧位为好，因为这样可以使心脏负担减轻，肝脏血流量加大，有利于食物的消化吸收。但实际上，由于午睡时间较短，我们可以不必强求姿势，只要能迅速入睡就行。

最后需要提醒大家的是，虽然午睡好处很多，但并不是人人都适合。一般来说，下面这四类人不宜午睡：患有低血压疾病以及血液循环系统有障碍的人；由于脑血管硬化变窄而经常出现头晕的人；年龄在 65 岁以上的老人；体重超出标准体重 20% 的肥胖人。这些人群想要午睡的话，最好咨询一下医生。

良好的卫生习惯让免疫系统保存实力

加拿大卫生组织的调查研究结果显示：68% 的疾病与室内污染有关，80% ～ 90% 的癌症起因与居住环境和生活习惯有关。这些污染物包括进入室内的大气污染物，如沙尘、灰尘、重金属、臭氧、氮氧化物等；人体自身新陈代谢及各种生活废弃物的挥发成分，如粉尘、皮屑、棉絮、纤维、重金属、体味、各种寄生虫、螨虫、细菌、病毒、真菌等；来自宠物的污染，如气味、寄生虫、细菌、毛、屑；香烟烟雾；建材装饰材料的挥发物质，如甲醛、氨、苯、臭氧和放射性物质氡等；日常生活用品，如化妆品、杀虫剂、喷香剂、清洁剂等。所以，减少污染是提升免疫力的保证。

阳光明媚的时候，大家如果站在窗前，当阳光从窗口射进来时，就可以看到尘埃在空气中浮动。阳光中有那么多尘埃浮动，屋子里每天不知道得进入多少尘埃呢。即便是你紧闭门窗，灰尘也是无孔不入的。所以清洁卫生是非常有必要的。

每个月我的妻子都会选择在一个周末把家里彻底清理一遍，这个清理可不仅仅是打扫卫生。她会先把被褥拿出去晾晒，然后开始擦洗桌椅，洗衣服，重新划分储藏空间，并把不要的东西统统扔掉。每当这时候我都不敢相信：房间里怎么会有这么多无用的杂物？每当她清理完之后，看着明亮的房间，我都会感觉心情更加舒畅。

显而易见，这样整理房间对健康来说是很有意义的。人生有一半时间是在住宅中度过的，清静而优雅的居室环境，能使人长寿。居住环境整洁是日本人长寿的一个重要原因。在日本人家里，我们很难找到脏乱死角。日本人习惯每天洗澡更衣，妇女婚后主要整理家务，使居室整洁，这对卫生保健是很有益的。

所以，为了自身的免疫力，我们要保持清洁的生活，比如，整理凌乱的衣橱，清理杂乱的书堆，擦拭积满灰尘的桌椅，清洁油渍斑斑的厨房，拖地，洗碗，打扫阳台，给每一只皮鞋上好油后把它们整齐地摆放在门口，把衣服挂在室外的晾衣架上让太阳晒干。这样既能利用天然的方法杀菌，又能让衣服的气味好闻。另外，我们还要预防浴室里的霉菌，保持窗户玻璃洁净透明，经常对抽水马桶冲洗、消毒、除臭，经常拖地消毒等。相信我，房子里不再杂乱和肮脏，你的心情一定会舒畅很多。

按说这是我们从小就应该明白的道理，根本不需要在这里提醒，可是我却见到很多人对家居卫生满不在乎，把爱干净看作“事多”，甚至对饮食卫生也不太在意，常常拿“不干不净，吃了没病”做借口。他们认为如果平时太讲究饮食卫生，身体就会缺乏抵抗力。的确，过于干净了固然对免疫力不好，但不讲究饮食卫生，对免疫力绝对更不好。很多人不仅生吃未洗净的蔬菜水果、吃东西前不洗手，还常常用这样的观念教育孩子，实在是不应该。

有的人只要看看生鲜蔬菜和水果没有腐烂变质的迹象，就擦擦蹭蹭后直接吃。但是，蔬菜水果一般是种植在土壤里的，土壤和大气中的各种生物和微生物，比如细菌、霉菌、寄生虫和虫卵都会附着在蔬菜水果的表面，如果吃之前没有彻底清洗的话，这些生物和微生物就会随之进入人的体内，在一定的条件下给我们带来麻烦。而吃东西前洗手，也是为了防止将手上沾染的这些生物和微生物带到食品上、吃到肚子里。

的确，有时候我们吃了没有清洗干净的蔬菜水果，也没有拉肚子、闹肠炎，确实好像是吃了没事。这是因为，一方面随着蔬菜水果进入人体的生物或微生物的种类和数量都没有达到致病的程度，另一方面是我们体内的免疫系统有能力抵御外来入侵者。

可是，这并不意味着我们要经常吃脏东西来锻炼免疫力，更不意味着我们要靠不清洁的生活锻炼免疫力。微生物可以使人生病的条件有两点：致病的种类多和数量足够大。在饮食方面，若没有办法了解蔬菜水果的生长环境、灌溉用水、采摘储存条件等全部过程和可能污染的生物和微生物种类与数量的时候，不要试图拿它们来锻炼自己的免疫力，否则你就是在拿自己的健康开玩笑。

定期给洗衣机洗澡，避免二次污染

衣服需勤换，洗衣机需常洗

很遗憾地告诉大家，不管你有多干净，甚至到了洁癖的病态程度，都不得不整天跟灰尘细菌打交道。不管你的衣服多干净，只要你出一趟门，再整洁的衣服也难免被灰尘和细菌覆盖。想象一下，我们乘坐的公交车椅背，很有可能沾有大量细菌、病毒；擦肩而过的陌生人，也难免让我们的衣物沾染上过敏原；更不要说旅店里的毛巾和被褥，更有可能是各种螨虫的温床。

或许，我们自身的抵抗力未必会让我们立即患上这些疾病，但我们却难免在无意中将这些灰尘、细菌带回家里，殃及我们的家人。因为免疫力比较低的老人和小孩子，更容易成为这些病原体攻击的对象，慢性咳嗽、皮肤过敏、哮喘等疾病都是有可能发生的结果。所以，不管你爱不爱干净，为了有效控制细菌的源头和传染媒介，我们一定要注意勤换衣服、勤洗衣。

可是，假如你选择手洗衣服也就罢了，但我相信大部分家庭都会用洗衣机来洗涤大件衣物，所以，记得洗衣服的你，也别忘了清洗洗衣机。现在洗衣机的洗涤方式“除尘不除菌”,洗衣机不干净对衣服的污染也很可怕。许多表面上已经没有污渍的衣物，实际上仍有可能是能够给我们带来诸多疾病的大毒源。而且由于洗衣机内部长期处于潮湿的环境，有六成以上洗衣机内筒都滋生着大量的霉菌。这些内筒中滋生的霉菌在洗涤过程中，不但会污染衣物，还会通过皮肤接触最终导致人得疾病。

而且，别看你的洗衣机里里外外都洁白无瑕，但你可能不知道，洗衣筒外还有个套筒，洗衣水就在这两筒的夹层中间来回流淌。如果把套筒拉出来，可以看到夹层里的污垢十分严重。尤其是节水型的侧开门洗衣机，由于整个洗衣过程只用 65 ～ 75 千克水而且可以加温，因此污染程度比顶开门更严重。

这些污垢由自来水水垢、洗衣粉的化学物质、衣物的纤维素、人体的有机物及衣物带入的灰尘与细菌组成，坚固地附在洗衣机的夹层里，在常温中繁殖、发酵，洗衣服的时候就会严重污染衣物，最终危害人体健康。

所以，洗衣机也是需要时不时洗个澡的。

清洗洗衣机要讲究方法

洗衣机本来是用来给衣物洗澡的，那么应该拿什么来给洗衣机洗澡呢?

现在，在市面上我们买到一些专用的洗衣机清洁剂，它的使用方法很简单，先将清水加至高水位，机器运转 5 分钟使清洁剂充分溶解，能加温的滚筒洗衣机可加热到 40℃，关闭洗衣机电源至少浸泡 1 小时，再按日常洗涤模式清洗机体，停止后会看见大量的污垢碎片漂浮在水面上。这样每个月清洗一次，机内污垢就很难堆积了。另外，每次洗衣结束后，不要急着关洗衣机门，让洗衣机通通风以保持干燥，可以防止积垢霉变。

除了专用洗涤剂之外，我们也可以用漂白剂。我们可以在洗衣机里加入适量漂白剂，注意一定要选用含氯的漂白剂。用量是在 40 升水中，加入 300 毫升漂白剂。调节到高水位，等水加满后加入漂白剂搅拌均匀。那些慢慢发起的泡沫，是内筒里残留的洗涤剂溶解所致。大约 20 分钟后，漂白剂会让内筒背面的污垢彻底溶解到水中。搅拌完脱水时，洗衣机内筒的底部会残存污垢，还要再放一次水，以便把污垢彻底排干净。

经常开窗通风，百病去无踪

常开窗通风，可大大减少室内病原体数量

现如今在我们国家，能够每天看到蓝天的城市越来越少了，很多人都知道室外的雾霾对我们的健康非常不利，会大大降低我们的免疫力。可是大家知道吗？美国环保局相关研究结果显示，一般人在家中接触到致癌因子的概率要比在室外高 5 ～ 70 倍。尽管美国的室外空气可能比我们国家的要好一些，但这一项研究结果也足以引起我们对室内空气质量的关注了。

刚刚装修完的房间里面充满了致癌物质自然不必多说，即便是年代久远的房间，空气也不是我们想象的那样安全健康。比如，一般人在室内接触到主要致癌因子苯的概率是在室外时的 3 倍，这些苯主要来自二手烟。事实上，二手烟是室内污染最主要的来源。其他可能制造室内苯污染的物质来自芳香剂、干洗过的衣服、杀虫剂，以及家中烹调或供暖时煤气未充分燃烧而产生的物质。

虽目前无法确定室内空气中的致癌物质对人体的影响到底有多严重，但科学家相信，平均每年至少有 6000 起癌症病例是由充满二手烟、杀虫剂及其他化合物的室内空气引起的。

为什么冬季流感多发呢？除了天气寒冷之外，室内空气也是很重要的一个因素。因为大家不肯开窗通风，室内空气流通性差，所以冬季是室内污染最严重的季节，病毒细菌容易滋生。而且寒冷的天气使人们在室内停留的时间更长，接触室内污染的

概率明显提高。

所以，不管是家里也好，办公室也好，我们都要尽量多通风，以保持室内的空气新鲜。虽然冬季保暖工作很重要，但为确保居住环境的舒适性和人体健康，我们仍要适当开窗通风。气候干燥时，使用加湿器增加空气湿度，以免因上呼吸道黏膜干燥引发疾病。流感流行季节，可使用食醋熏蒸房间，这样有利于减少空气中的有害细菌数量，给免疫系统创造一个洁净的环境。

掌握这些技巧，让通风效果加倍

开窗通风也需要一定的技巧。明明外面雾霾严重得都看不清马路对面了，你还非要开窗通风，这肯定起不到提升免疫力的效果。所以，我们开窗也要有讲究。

◆ 选择最佳开窗时机

根据环境污染指数的相关调查，城市中的早晨和傍晚，由于这两段时间属于上下班高峰期，路上行驶车辆较多，是污染高峰期，而且这两段时间气温较低，所以不宜开窗；而上午 10 点和下午 3 点左右空气相对较清洁，可以在这两段时间开窗，以保持室内空气的新鲜。

◆ 控制开窗时间和次数

这主要是说冬天，由于冬天大家通常开暖气或者空调，开窗次数过多或时间过长不仅浪费能源，也会降低室内气温，使人感觉较冷。

因此，最好每天在上午和下午各开一次为好，以 80 平方米的房屋为例，在无风或微风的条件下开窗 20 分钟左右就可使致病微生物减少 60%，而面积更大的房屋开窗时间在 30 分钟左右即可。

◆ 开窗前最好先加衣服

这主要也是针对冬天。显然开窗通风后，室内气温会有短暂的下降，而冬季室内温差过大容易感冒患病等。

因此，在开窗通风前，最好先加件衣服，特别是家中的老人和孩子，以免开窗后因温度骤降而患病。如果有重病患者，则需慎重开窗，尽量用紫外线消毒灯来净化空气。

◆ 睡前开窗，睡觉时关上

由于我们每时每刻都在呼吸，睡眠时也不例外，所以卧室应保持空气的流通，尤其是雨后和早晨空气较为新鲜，含有较高浓度的氧与负离子，污染物也少，应及时开窗使空气流通。

但是，假如在睡眠的时候开窗，由于我们睡眠时体温会降低，免疫系统也会暂时休息，有些年老体弱的人容易着凉感冒。因此，我们应该在睡前，而不是睡觉的时候开窗。我们可以在每晚睡觉前让卧室开窗通风 15 分钟左右，最好能保持空气对流。至于雨雪天，可以用换气扇换气 15 分钟。而且开窗时，老人小孩尽量少在窗边活动。

◆ 窗户最好装上过滤网

对于空气污染严重的城市，室外空气质量本身就较差，如果遇到雾霾、风沙等天气，要尽量少开窗通风。如果要开窗通风的话，最好在窗户上先装上专用过滤网。特别是室内直接面对马路的窗户，灰尘和污染都比较多，装上过滤网后可以有效地阻挡室外灰尘等污染物。

另外，假如室内有人抽烟，或者刚做完饭屋内油烟味比较重，这时候更要及时开窗通风，这样才能尽快净化空气，免得让污浊的空气降低我们的免疫力。

新装修的房子这样住，给免疫力撑起保护伞

如今大家的生活水平好了，小房换大房、买好几套房，隔三岔五给房子重新装修，这都是很常见的现象，可是随之而来的就是装修带来的健康问题。相信大家都听说过，刚装修完的房子最好等一段时间再搬进去住，为什么呢？这是因为立刻搬进刚装修完的房子对身体不好。

新房装修后 7 天内不能入住

据统计，我国有 95% 以上的新婚夫妇结婚后在新装修的房子里度过，因为忽略了对甲醛的防范，所以为自己埋下了不孕不育、胎儿畸形的祸患。我国每年大约会新增 4 万白血病患者，其中过半患者年龄仅为 2 ～ 7 岁，其中 90% 的患者家庭都曾经在入住当前所住房子的前半年对其进行过室内装修。

这个数据够触目惊心吧？不管你的装修有多高档，基本上新房的装修材料中都含有甲醛、苯及苯系物、氨、氡等有害物质，其中甲醛的释放周期一般在 3 ～ 15 年，苯、甲苯、二甲苯等挥发性有机化合物释放的速度比较快，一般在 7 ～ 45 天，而且在释放初期的释放量极高，污染危害通常在这时候产生。

所以，不管怎样，新房装修后 7 天内一定不要入住，入住时如果闻到室内有显著的刺激性或芳香气味，最好是请有资质的室内环境检测机构进行空气污染检测，看看空气质量到底怎样。只

要空气检测达标，就可以立刻入住；相反，如果半年或一年以上都不达标，就不能入住。

甲醛危害大，三种方式可减轻其对免疫力的伤害

在所有这些有可能危害我们健康的装修有害物质中，最主要的就是甲醛。什么是甲醛呢？这是一种无色、极易挥发、刺眼、刺鼻、刺喉的化学物质。大家可能听过用来防腐的福尔马林吧？40% 的甲醛水溶液就是福尔马林。甲醛是生产板材过程中提高黏合剂黏合牢度的主要原料，所以装修难以避免要用到它。现在我们装修时用的人造板材，以及制成的家具、墙纸、墙布、油漆、涂料等，都含有甲醛。而且，非常要命的一点是，它会在 15 年内一直存在，缓慢释放。几乎所有新装修的家中都存在不同程度的甲醛污染，只是程度轻重不同罢了。

甲醛对人体生理系统最大的危害就是具有刺激性、毒性和致癌性。它可以对眼睛、皮肤、黏膜等起到刺激作用，导致人的眼睛疼或流泪，诱发皮炎等症状。它对眼部、呼吸系统、神经系统和免疫系统都具有一定的毒性。尤其可怕的是，甲醛属于致癌物质，是引起癌症死亡的危险因素之一，长期接触可以引发鼻咽癌、脑瘤、细胞核的基因突变、白血病等。即便没有出现这么严重的后果，也会对免疫力产生严重损害。

一般情况下，当我们进入装修完的室内时，会闻到室内有异味并感觉到身体有点不适，这就属于轻微的甲醛中毒症状。假如眼睛流泪、视线模糊、嗓子不舒服、有异物感，甚至出现记忆力

下降、工作效率低、情绪反常、食欲不振等情况，这就是典型的甲醛中毒了。假如室内植物无法成活，宠物也莫名其妙死亡，那就更说明这间居室现在不适合生物居住。假如家里有免疫力较低的儿童、准妈妈、老人等，甲醛对他们的危害会更为严重。所以对这个问题我们一定要引起足够的重视。

可是，我们总不能等 15 年之后甲醛释放完了再搬进新家吧？那当然是不可能的，我们可以采取一些长期预防措施来减少甲醛对我们的伤害。

首先，就是要经常通风。通过室内空气的流通，可以降低室内空气中部分游离的有害物质含量，从而减少此类物质对人体的危害，但是这个办法治标不治本。

其次，可以用活性炭吸附。活性炭是国际公认的吸毒能手，每屋放 2 ～ 3 碟活性炭，72 小时内可以基本除尽室内异味。中低度污染可以选择这种方法。

最后，室内甲醛如果属于中低度污染，可以选择用植物净化。我们可以根据房间的不同功能、面积的大小选择和摆放植物，我们可以选择吊兰、常春藤、芦荟、绿萝、虎尾兰等，应尽量选择大株的。一般情况下，10 平方米左右的房间，1.5 米高的植物摆放两盆比较合适。也可以用大鱼缸养鱼，来帮我们净化空气。

自我测试：
用寿命计算公式检验生活习惯是否合理

没有人知道我们究竟能活多少岁，那个发明了“寿命计算器”的托马斯·皮尔斯博士也一样不知道。对此，这位来自美国波士顿大学医学院、从事老年医学研究的医生自己也很清楚。所以他说，他发明的这个寿命计算公式，并不是真的告诉我们每个人自己能活多少岁，而是提示我们养成良好的生活习惯，这才是他的根本目的。

现在，我们就来看看这个计算公式怎样用吧：皮尔斯博士把男性的预期寿命设定为 86 岁，女性则是 89 岁，根据每个问题的答案，数字会相应加减，最后得到结果。

1 你已婚（+3 岁）

理由：婚姻让男性的寿命延长 3 年，对女性则没有影响。

2 你和家人之间联系密切，与朋友经常相聚（+0.25 岁）

理由：和亲朋之间和谐的关系，可以让你健康又长寿。

3 如何评估你目前的压力水平？低（+0.75 岁）；高（–3 岁）

理由：压力过大会短命，善于处理压力可以让寿命增加。

4 你善于减压（+1 岁）；不善于（–2 岁）

理由：减压方法很多，女人唠叨、男人流眼泪都可以。

5 每天只睡 3 ～ 5 个小时（ –1 岁 ）; 6 小时以上（ +1 岁 ）

提示：出租车上小憩、工作间隙打个盹儿、午休时间小睡一会儿，每天让你的总睡眠时间达 6 ～ 8 小时就行。

6 你接受过多少年的正规教育？ 16 年以上(+0.5 岁)；低于 8 年（ –0.5 岁 ）

理由：良好的教育能让你获得更多的健康知识。

7 你一周工作多少小时？低于 40 小时（ +2 岁 ）; 40 ～ 60 小时（ +1 岁 ）

理由：工作时间一长，就意味着压力增大、疲劳增加，增加工作效率可以缩短工作时间。

8 你对人生逐渐走向衰老感到乐观（ +2 岁 ）；悲观（ –1 岁 ）

理由：乐观与长寿总是结伴而行的。

9 你居住的地方空气质量很好（ +0.5 岁 ）

提示：城里人难以选择环境，但可以调节一下自己的生活小环境，比如家里多开窗通风，用绿色植物来调节室内空气。

10 当你在私家车中时，你总是会系好安全带（ +0.75 岁 ）

11 你每天喝多少杯含有咖啡因的咖啡？ 2 杯以下（+0.5 岁）；3 杯以上（–0.5 岁）

理由：咖啡能让人提神，但会增加钙质排泄，如果又不注意补钙，就容易造成骨质疏松了。

12 你每天喝 2 ～ 3 杯绿茶（+0.5 岁）

提示：喝茶不宜过量、过浓，进餐前半小时不喝茶，孕期、哺乳期妇女、生长发育中的儿童及缺铁性贫血患者不宜饮茶。

13 你吸烟或暴露在二手烟的环境中（–4 岁）

理由：吸烟害人害已，经常被动吸烟的人患肺癌的概率比正常人高出 6 倍。

14 你每天都吸烟（–0.5 岁）

理由：烟民要长寿，第一件事就是戒烟，没有任何借口。

15 你每天吸多少支烟？ 10 支（–5 岁）；20 支（–10 岁）；40 支以上（–15 岁）

16 你每天饮用啤酒超过3杯，或含酒精的饮品超过3杯，或4杯白酒（–7 岁）

提示：酒伤身还是养身，因人而异，因量而异。

17 你每天服用一片阿司匹林（+2 岁）

理由：如果在医生的建议下，你能每天服用阿司匹林，可以提高听力和大脑健康，有助于延缓或避免心脏病或中风的发生。但是，请注意，是在“医生的建议”下，擅自服用则有可能伤害身体。

18 阳光下你会涂抹防晒油来保护皮肤吗？很少（–1 岁）；会做好防护（+0.5 岁）

理由：适量的紫外线能促进钙质的吸收，对预防骨质疏松、佝偻病有好处，但过量的紫外线会大大增加患皮肤癌的危险，还会增加皱纹。

19 你没有从事危险性行为，也不注射违法药物（+10 岁）

20 你每天都用牙线清洁牙齿吗？是的（+1 岁）；不是（–1 岁）

理由：如果能经常使用牙线，就可以减少牙周炎的发生，不刷牙则会减寿一年。

21 你一周吃多少次快餐和熟食？从来不吃（+4 岁）；5 次以上（–2 岁）

理由：快餐在营养学家眼中是高热、高脂、高蛋白的垃圾食品，会导致肥胖、糖尿病、癌症等各种慢性疾病。

22 你很少吃烧烤的鱼、家禽或肉类（+1 岁）

23 你每天会补充钙（+0.5 岁）

理由：每天摄取充足的钙或每天服用 1500 毫克的钙片，可以让寿命增加。

24 如果在正餐之间吃零食，通常你会选择干果（+0.5 岁）

理由：干果可以美肤、健脑、保护心脑血管健康、抗衰老。

25 你常吃大量的甜食，如冰激凌、蛋糕、糖果等（–1 岁）

理由：吃甜食过多，会引起高脂血症、动脉硬化、肥胖、高血压、冠心病、糖尿病和骨质疏松等疾病，还会促发乳腺癌，加速细胞的老化，使人体适应能力变差等。

26 我每天都吃得很多，患有肥胖症（–5 岁）

27 你不会把铁作为营养素的一部分来补充（+2 岁）

理由：降低体内的铁质很可能会延缓老化过程，并让人能够避免跟老化有关的疾病，可以让寿命增加。

28 你一周有多少天能至少锻炼 30 分钟？每周 7 天（+5 岁）；每周 3 天（+3 岁）；很少锻炼（–1 岁）

提示：养成运动习惯很重要，若运动实在达不到 30 分钟，那就每天利用零星时间锻炼 3 分钟，这样也会有点效果，可以做做腹式呼吸、转转脖子、扭扭腰。

29 你排便不规律（–0.5 岁）

提示：每天清晨起来喝一杯温热的白开水，就能解决这个问题。

30 你的总胆固醇水平高于 5 毫摩尔 / 升（–2 岁）

31 你心脏的收缩压是多少？低于 120（+2 岁）；高于 230（–5 ～ –15 岁）

32 你心脏的舒张压低于 80（+7 岁）

33 你每年都做血糖检测（+0.5 岁）

提示：18 岁以上应定期测血压，30 岁以上应定期测血脂，40 岁以上男性每年都应该测血糖。

34 你的心脏病两年前发作过，但后来也没有采取任何措施来预防它再次发作（–2 岁）

35 你的直系亲属中从来没有糖尿病患者或心脏病患者（+2 岁）

36 直系亲属中有三位或更多的人患有癌症（–1 岁）

37 你母亲活到 90 岁以上（+2 岁）

38 你父亲活到 90 岁以上（+2 岁）

39 你的祖父母或曾祖父母中有达到或超过 95 岁高龄的人（+2 岁）

40 你没有借助任何人工生育手段生育最后一个孩子时是多少岁？ 35 ～ 43 岁（+2 岁）

理由：40 岁或以后才怀孕的女性，要比年轻时怀孕的女性更长寿，因为晚育可能意味着更年期的推迟，对女性荷尔蒙的产生有积极作用。

现在，你应该已经根据这个公式算出自己的寿命了吧。倘若长寿，恭喜你，证明你拥有健康的生活习惯；否则，就赶紧想办法调整一下自己的生活习惯吧。

04 健康饮食，让免疫力成为最好的医生

食物是免疫系统与各种病原体作持久战所需的动力源泉。但是，除母乳外，任何一种天然食物都不能提供人体所需的全部营养素。如果我们只吃特定的食物，很容易营养不良，从而导致免疫力低下。所以，均衡饮食是必要且必需的。日常最好进食种类齐全、数量充足和比例适当的混合食物，并且多摄入可提升免疫力的食物，以此为免疫系统提供充足的动力。

搭建提升免疫力的健康饮食金字塔

均衡饮食，维护免疫系统功能

这个世界上的事物，从某种意义上来说，“存在即合理”，食物也一样。所以，没有“好”或“坏”的食物，只有好或坏的饮食。我们人类的食物是多种多样的，各种食物所含的营养成分并不相同。除母乳外，任何一种天然食物都不能提供人体所需的全部营养素。因此人类膳食必须包括多种食物，这样才能得到所需的各种营养素。这也就是为什么我们要强调“均衡饮食”。

均衡饮食中的“均衡”,是指数量充足的各类食物间的均衡和食物中所含各种营养素之间的比例适当，从而使最少量的营养素在体内得到最有效的生物利用，达到营养均衡的目的，借此防止某种营养素缺乏或发生营养不良，也可避免出现营养过剩等不良后果。

均衡的饮食，必须在几个方面建立起膳食营养供给与机体生理需要之间的平衡：热量、营养素平衡，氨基酸平衡，各种营养素摄入量平衡及酸碱平衡,动物性食物和植物性食物平衡。否则，身体健康就会受影响，甚至发生某些疾病。为什么会这样呢？我们可以从免疫力的角度来解释。

到目前为止，科学家发现，为了维护人类的生长发育与健康，人体每天必须从食物中补充蛋白质、碳水化合物、脂肪、维生素、矿物质、水及膳食纤维等 7 大类共 40 多种营养素，即必需营养素。那些人体不能自身合成，只能靠从食物中摄取的营养素，就叫必需营养素。

这40多种营养素必须同时存在，缺一不可，这是因为营养素在体内不能单独起作用，它们之间是互相串联、互补互助的。比如，“钙”这个物质对人非常重要吧，但是我们体内必须同时有镁和维生素D，钙才能被吸收利用。而维生素D是脂溶性的，因此，人体内还要有脂肪酸才行。另外，矿物质钙和镁必须加上氨基酸才能变成可被消化的状态，因此氨基酸更少不了。

所以，人体各种必需营养素紧密相联，结成一片细致缜密的网络，构成了人体生命健康的蓝图。因此，选择单一或少数几种营养素来补充，显然是不科学的。我们必须同时均衡补充其他营养素，才能加强人体的自我修复能力，保持免疫力的平衡状态。比如维生素和矿物质的缺乏或不平衡，会导致其他营养素不能被人体利用，引发多种疾病，严重缺乏的还会导致死亡。

一个人每天对必需营养素的需要量，是由年龄、性别、身高、体重、新陈代谢和活动量决定的，但即便需要得再少，我们也要重视。可是各种食物的成分有各自的生物学特性，并不是按照人类营养需要而构成的，人们摄入食物后在消化吸收和利用的过程中，不同营养素之间既有互相补充的一面，也有相互制约的一面。因此，要获得较高和较完全的营养价值，只有同时进食种类齐全、数量充足和比例适当的混合食物才能取得预期效果，这也是平衡膳食的原因与目的。

尤其是在生病的时候，我们更要饮食均衡，不能偏食。因为我们的免疫系统在与病原体的斗争中，免疫细胞总是大量地与敌人同归于尽，这会加重免疫系统负担，过多消耗免疫球蛋白。这就更要求我们必须科学饮食，在均衡饮食的同时，多摄入有助于维护免疫系统功能的食物营养素。

做到这五点，助你完善饮食结构

我们已经知道了想要提高免疫力，关键是饮食均衡、营养全面，那么具体该怎么做呢？是不是所有种类的食物都要同等分量地摄入？肯定不是这样的。人体对各种营养物质的需求量是不同的，有些食物摄入过多对人体无益。所以，我们就来看一下应该怎样完善饮食结构，让自己的免疫力变得更强。

◆ 营养均衡

我们应选择均衡、新鲜且多样化的饮食，确保所需的营养。要吃出健康，进而增强身体的免疫力，最重要的就是营养充足及均衡。大部分人吃东西，首先考虑的是方不方便、吃不吃得饱、好不好吃，只有少数的人会以营养均衡为优先原则。营养均衡的原则其实很简单，例如，对一个健康的成人而言，每天要从五大类食物中摄入主食 3 ～ 6 碗，牛奶 1 ～ 2 杯（每杯约 240 毫升），肉、鱼、蛋、豆制品 4 ～ 6 份（每份约 50 克），青菜 3 ～ 5 碟（约 500 克），水果 2 ～ 3 份（每份约棒球大小），油脂 2 ～ 3 汤匙（每汤匙 15 克）。

只可惜大部分的人，摄取蔬菜及水果明显不足，有时候水果连一份都摄取不到。因此，我们要提醒自己每餐一定要吃蔬菜水果，并且饮食多样化，不要总是吃某些特定食物，这样容易造成营养不良，也容易让免疫力下降。

◆ 少吃甜食

有一些会降低免疫能力的食物，最好少吃，否则不但会干扰免疫细胞的活力，甚至会抑制淋巴细胞的形成，使免疫机能受损，比如甜食。甜食会影响到白细胞的制造与活动，降低身体抵抗疾病的能力。我们不要因为一时的口腹之欲而赌上健康，这是非常不划算的。

◆ 少油

吃东西太油，摄取太多脂肪，会妨碍免疫系统功能，使体内免疫细胞变得慵懒，因而无法发挥抗病能力。所以，建议大家选用好的植物油，并且少用油。我们应适量使用有益健康的好油，即含单不饱和脂肪酸高的油（如橄榄油、茶油、花生油、大豆油等），尽量避免摄入饱和脂肪酸（如猪油、奶油、椰子油）和反式脂肪酸（如面包、蛋糕和中西式糕饼中的人造奶油），尤其油炸的东西和肥肉尽量少吃。

◆ 多吃蔬菜和水果

我们应选择新鲜的健康蔬菜和水果。蔬菜水果的选择以新鲜、颜色丰富（如红、橙、黄、绿、蓝、紫、黑和白等）为原则。建议大家每天食用 5 份不同的蔬菜水果，尤其要有黄色和绿色蔬菜及柑橘类水果。蔬菜和水果在化学组成和营养价值上有许多类似的特点，除都含有丰富的维生素、矿物质、纤维质和碳水化合物外，还富含各种有机酸、芳香物质，尤其含有维生素 A、维生素 C、维生素 E、叶酸、类胡萝卜素和多酚类等多种抗癌成分。

◆ 戒烟少酒

烟酒对免疫力都有影响，尤其是烟，有百害而无一利。因为吸烟时人体血管容易发生痉挛，局部器官血液供应减少，营养素和氧气供给减少，尤其是呼吸道黏膜得不到氧气和养料供给，抗病能力也就随之下降。而大量喝酒也会严重减弱各种免疫细胞的正常功能，同时也会影响肝脏以及胰脏的机能。所以大家要尽可能地戒烟少酒。

总之，想要为免疫力添活力，我们就应完善饮食结构，不仅对如何搭配自己的饮食、哪些食物适合多吃、哪些食物要少吃、哪些食物不能吃做到心中有数，还要坚持照做，持之以恒！

补得越多，免疫力不见得就越高，选择保健品要慎重

很多人会觉得，既然免疫力需要营养来提供动力，那么我一方面不挑食不偏食，保证自己营养均衡；另一方面多补充一些营养，应该就可以让免疫力提高了。该怎么补充营养呢？他们觉得靠日常饮食似乎有点慢，不如吃保健品好，于是各种各样的保健品在人们的这种心理下应运而生。

其实，并不是多补充营养就可以提高免疫力，有营养的东西也不是吃得越多越好。想要提高免疫力，加强营养是必需的，但营养摄入绝非多多益善，关键还是要全面均衡。太多的营养摄入会加重身体的负担，并存积过多的脂肪，导致肥胖和冠心病的发生。体重过重还会使人的运动受到限制，致使人的抗病能力下降，免疫力不但没有提高，反而下降了。

而且，有些食物如果补充太多，不仅没有必要，还会对身体产生不好的影响。比如，任何维生素摄取过多都可能对人体有害。水溶性维生素如维生素 B_1、维生素 B_2、维生素 C 等可以随尿液排出，但维生素 A、维生素 D、维生素 K、维生素 E 等脂溶性维生素的吸收要依靠脂类的参与，如果它们摄入过多，会在身体里聚积、储留在脂肪层，达到一定的量，就会引起中毒反应。比如，过多摄取维生素 A 会引发头痛、呕吐、嗜睡。所以，大家一定要明白，并不是营养补充得越多越好，而是越全面越好。

今天大家都比较关注自己的饮食，我们的生活条件也允许我

们每天都能吃到肉、蛋、水果、蔬菜和米面。人们可能认为天天都有这些好吃的，就不会缺营养，或者以为吃得愈多营养就愈好。其实不是这样的。

每天吃大致相同的食品，吃得过多，就会导致营养不良或营养过剩。而且，糖类、脂肪、蛋白质之间是可以互相转化的。当吃进过多的糖类和蛋白质时，除了人体利用一部分外，多余的就会转变成脂肪，在体内堆积起来，久之就会引发糖尿病、心脑血管病等。这种营养过剩的情况不仅在成人中普遍存在，而且儿童的发生率也在不断增加。与此同时，另外一些营养素，比如铁及一些维生素的缺乏则愈来愈明显，因为这些营养素在我国的常规食物中缺乏比较严重。所以，它们才是需要注意多补充的。

那么，这些需要注意补充的营养，就应该通过营养保健品集中、迅速地补充吗？价格昂贵的营养品一定比普通食物好吗？人们在选择营养品时，主要考虑的该是自己的身体是否需要进补和怎样进补，而不是盲目跟风，听说能提升免疫力就买来吃。许多营养品的吸收效果并不会比普通食物更好。而且，有些营养品甚至根本不适合食用。至于用营养品代替正常饮食的做法，就更不可取了。因为营养品大都是强化某种营养素或改善某一种功能的产品，单纯使用还不如保证普通膳食的营养均衡来得更为有效。依赖营养品而不重视食物，只能是舍本逐末的愚蠢之举。

一般情况下，只要我们每天平衡膳食，各种营养素都会摄入，是不需要额外补充维生素片或者营养品的。即使需要补充，食补也要胜过药补，大家千万不要为了提升免疫力就随意给自己进补，这样往往会出现反作用。

偶尔断食有奇效，刺激免疫系统更新

我们已经知道了，免疫系统是保护我们身体不受外界细菌、病毒侵害的防护墙。免疫力下降，不仅让身体容易受到致病微生物的侵袭，还会波及内分泌、神经等系统的正常运转，引发内分泌紊乱、失眠等问题。因此，保证营养充足，给免疫力提供足够动力十分重要。可是，偶尔断食也能提升免疫力吗?

是的，假如你断食方法科学的话，可以提升免疫力。偶尔试试断食一两天，只喝不吃，在一定程度上可以起到保护免疫系统的作用。这是因为饥饿可以刺激免疫系统更新,从而增强抵抗力。饥饿不仅会迫使身体消耗储存的葡萄糖和脂肪，还会破坏身体内的白细胞。而身体内原有的白细胞的减少，会促使免疫细胞在造血干细胞的帮助下全面更新，即使是老年人也能达到这一效果。虽然断食会饿死体内的一些健康白细胞，但当你重新开始吃饭，白细胞的数量就会立刻回升，而且比之前有所增加。

目前经常采用的断食方法共有 3 种，分别是完全断食法、不完全断食法和减食法。

完全断食法是在体内营养丰富的情况下，每隔一个月断食一次，断食时间为 3 ～ 5 天，在这期间停止进餐。为了安全，可以在 2 天后补充一些食物，然后继续断食。如果在断食期间出现比较明显的不适，要立刻恢复进食。断食期间不能总是在家躺着，可以适当地进行运动，如散步、慢跑、做体操等，这样可使人精神焕发、机体充满活力。

不完全断食法是逐渐减少进餐量，一直到只吃少量饭菜，以维持人体最低的营养为限度，“疗程”为5～7天，千万不可超过10天。

减食法是指吃七八分饱，同时少吃含脂肪的食物。这种方法可以清肠胃，能对我们身体进行大扫除，也有助于提高机体的活力。

但是，需要提醒大家的是，断食需要因人而异，一般人可以先慢慢减餐，再尝试一两天的短期断食，逐步延长。不过，有心、肺、肾、肠胃问题的人以及老人、孩子、准妈妈等不适合断食。由于完全断食法对身体健康水平的要求比较高，所以建议大家尽量在医生指导下进行。不过我们大部分人还是可以进行轻断食的。

我的一位高中同学是一家杂志社的高级编辑，由于工作特别忙，多年来生活不规律，压力大，常暴饮暴食，而且经常熬夜，因此体重逐年上涨，身体也有不少毛病。后来我推荐她试试轻断食法减肥，让她把每周一、周四早晚的饭量减少至平时的25%，中午不吃饭，平时饮食正常。坚持了两个月，她就瘦了五六斤，身体也感觉轻松多了，饭量也下降了。以前她下班回家都懒得上楼梯，现在却不那么容易感觉累了。而且因为吃得少，在细嚼慢咽中，她慢慢品味到了各种食物的味道，心态都更好了，也更加热爱生活了，整个人感觉焕然一新。

如果大家想要试试完全断食法，那么我有一些建议和提醒。

首先，不管你有任何较为重大的疾病，都要谨慎选择断食，尤其是糖尿病、低血糖患者。处于孕期、哺乳期等的女性，也要禁止断食，否则很有可能得不偿失。

其次，我们需要注意的是，断食禁的是所有固体食物，而不是禁营养，所以我们需要摄入水、果菜汁以及营养品。禁止只喝水，以免排毒过快，引起头疼；每天保证足够休息。而且，要避免在寒冷季节和大量体力、脑力活动时期进行。

最后，在禁食前 2 天只吃生蔬菜和水果，以利于身体各系统适应。断食期内，每天喝 8 杯果菜汁（每杯 250 毫升），但是不要喝橘子汁、西红柿汁、加糖饮料。最好的饮料是鲜柠檬汁，在温水中加一个柠檬的汁。新鲜的苹果汁、甜菜汁、白菜汁、胡萝卜汁、芹菜汁、葡萄汁也可以。结束断食后，要避免吃白面和硬质、难消化的食物，也不要立即吃熟食。此时胃容量和消化液减少，应该少食多餐，以免肠胃不适应。

提升免疫力的“水密码”

我们每个人的饮食习惯不同，吃的东西可能千差万别，但任你是谁也不能不喝水。水为生命之源，没有水就没有生命。我们的血液含水90%以上，心、肝、肺、肾含水70%以上，即使是骨头也含20%的水，人体需要的5%～20%的微量元素也是从水中获得的。水能够构成组织，运送营养物质和废物，促进消化，调节体温，滋润皮肤，消除疲劳。所以，人缺水5%会影响健康，缺水15%就会危及生命。假如不能健康科学地喝水，提升免疫力根本无从谈起。

《本草纲目》早就已经指出:“药补不如食补，食补不如水补，水是百药之王。”世界卫生组织也指出：“人们当前不良的喝水习惯，决定其10年后的身体状况，表现在人体各器官功能减退，容易引发癌症、心肌梗死、肥胖、痛风、结石等疾病。”每天喝5杯水的人比喝2杯水的人，患癌的风险小32%～45%。但是，不少人却并不在意，并未把水放在与蛋白质、脂肪、糖、维生素一样的地位上，不渴不喝，忙就不喝，随随便便对待喝水，这是对自己身体不负责任的表现，时间长了会为健康带来很大隐患。所以，想要提升免疫力，先要从科学喝水开始。

白开水是人类的最佳饮料。温度在20～25℃的凉开水，具有特异的生物活性，它比较容易透过细胞膜，并能促进新陈代谢，增强人体的免疫功能。凡是习惯喝温、凉开水的人，身体活力大，新陈代谢状态好，肌肉组织中的乳酸积累减少，不易感到疲劳。

但是对女性来说，因为本身体质比较偏寒，不宜喝冷水，特别是在特殊生理时期，一定要喝温水，一般来说饮水的温度以与体温接近为宜，也就是 37℃左右。

饮水要足够、适量。一般情况下，每人每天除了通过蔬菜、汤、水果等摄取水分外，还应补充 8 杯水（每杯 200 毫升）。当然，具体饮水量与本人高矮、胖瘦、性别、活动量、气候变化、健康状况、饮食状况、从事职业等有关。但是水也不是喝得越多越好，每天过多饮水可能诱发膀胱癌。

掌握喝水的时间。清晨是一天补水的最佳时机，起床后的第一杯水，可以帮助我们唤醒肠胃，促进肠胃的蠕动，加速肠胃的消化，防止便秘。同时这第一杯水还能够降低血液浓度，促进血液循环，帮助我们恢复清醒，为新的一天打好前锋，积极投入到一天的学习工作中。在清晨之后每隔 1 ～ 2 小时就要补充一次水分，不仅能起到滋润身体的作用，同时还可以调节体温，有效净化身体。饭前适量饮水，能使消化器官分泌足够的消化液，促进食欲，帮助消化吸收；老人晚上睡前适当喝些水，能保证夜间所需水分，防止夜间发生缺血性心脑血管病。

掌握正确的喝水方式。有人运动完特别口渴，会抱着杯子咕咚咕咚喝很多水，这种做法是不可取的。即便是口渴得厉害，一次也不能喝太多水。这是因为喝进的水被吸收进入血液后，血容量会增加，会加重心脏负担。而且快速多量饮水可引起低钠血症和脑水肿，产生头痛、恶心呕吐，甚至会出现精神错乱和昏迷，严重者还可产生不能恢复的脑损伤。所以一次别喝太多水，适当地分几次喝。而且，喝水要注意慢慢地小口喝，因为喝水太快太急会无形中把很多空气一起吞咽下去，容易引起打嗝或腹胀，因此最好先将水含在口中，再缓缓喝下，尤其是肠胃虚弱的人，喝水更应该一口一口慢慢喝。

牢记4个“不要”。关于喝水还有几个“不要”，大家一定要记得。

第一，不要在口渴时才想起喝水，那时候身体已经相当缺水了。

第二，不要喝生水。生水中含有致病微生物和氯，对健康有害。

第三，不要喝放置时间太长和反复烧开的水。水放置太久容易细菌超标；反复烧开的水虽然无菌，但含有某些有害物质，比如亚硝酸盐等。

第四，不要在睡前喝太多的水。睡前喝太多水，除了影响睡眠质量，还会增加肾脏负担。

水是我们人体内养料与废物的搬运工，是参与新陈代谢的重要物质。喝足够的水、喝健康的好水，对提升免疫力大有裨益。

学习日本人这样吃，提升免疫力又长寿

如今，日本人的长寿是世界闻名的，可是，日本人并不是一直都长寿的。

在20世纪20年代，日本人平均寿命也不过45岁。20世纪30年代以后，日本人平均寿命逐渐提高，到20世纪末，男性平均寿命为76.4岁，女性平均寿命在81岁以上。日本男女平均寿命是世界上最长的。日本从1963年开始，每年公布一次百岁寿星人数，1963年日本百岁寿星只有153人，以后每年都有所增加，1994年达到5000人，1998年则超过一万人。而2013年，根据日本厚生劳动省统计资料显示，日本全国百岁寿星人数达到54397人，比2012年增加3021人。

显然，这一个世纪以来，日本人的平均寿命和寿星人数都有大幅度提升，这是为什么呢？

不是因为他们的基因发生了突变，而是他们饮食发生了改变。经历过战争年代、如今60岁以上的人，一般来说饮食比较简单。因为他们的饮食中热量和脂肪成分较少，所以，他们较少患有会导致各种疾病的动脉硬化，免疫力也得到了大幅提高。

那么，到底是哪些饮食习惯帮助日本人提高了免疫力和平均寿命呢？很多医学专家和营养学家对此进行了研究，他们得出的结论有以下几个：

每顿饭食物品种多，数量少。鱼、肉、蔬菜、豆类、水果和米、面，都用小碟、小碗盛装，花样繁多，这样每顿饭都摄入多种营养成分。

动、植物食品一起吃。鱼、肉类食品和五谷杂粮、豆制品、蔬菜各占一半。

一日三餐都备蔬菜。面包和沙拉、米饭和菜肴一起吃，确保摄入充足的膳食纤维和维生素。

每天喝牛奶和吃乳制品，女性比男性多吃 1 倍。牛奶、酸奶里含有丰富的蛋白质、钙和维生素 A 等。

适量吃肉。肉食每天至少 50 克，最多不超过 100 克。

多吃鱼。他们每天都吃鱼，而且吃鱼多于吃其他动物肉。鱼中含有丰富的 DHA，还有使血液变清、流通更畅的 EPA，可预防心肌梗死。

每天吃一个鸡蛋，且和米饭一起吃。鸡蛋里含有人体必不可少的 8 种氨基酸和丰富的维生素等。米中缺一种物质，叫作蛋氨酸，而鸡蛋中却不乏该物质。两者一块吃，会使人更好地吸收米中的蛋白质，并控制饭食的热量。

少盐。他们严格控制食盐量，避免过分用盐，适量使用醋、芥末、辣椒等调料，使菜的味道加浓。世界卫生组织（WHO）指出，胃癌发生率和各地使用的盐量密切相关，使用盐量越多，患胃癌的概率越高，因此盐也被列入致癌因子之中。盐不是致癌的唯一因素，但吃太多盐会导致肾病、心脏病、高血压、头发掉落及皮肤病等，所以应少吃盐。

每天都吃一次豆腐之类易消化的大豆食品。它们含有植物蛋白、膳食纤维、维生素，而且易消化，可防老防病。

每天吃一次海藻。日本各地每天约有 1/4 以上的食物为海藻及海带制品，日本人以海藻做汤、煮面。海带含丰富的碘，对内分泌系统，尤其是甲状腺十分重要。海带也含有丰富的蛋白质。

常吃水果。他们每天都吃水果，确保身体摄入充足的维生素 C。苹果、橘子里含有丰富的维生素 C。

现在，大家应该可以总结出来了，日本人之所以平均寿命长、免疫力好，正是因为他们注重营养、均衡膳食，而且饮食较为清淡，这也正是健康饮食的特点，是我们需要学习的。

五谷杂粮：免疫力的基础能量库

粗粮：适当吃一点有利排毒

在食物匮乏的年代，我们追求鸡鸭鱼肉、大米白面。可是，在饮食精细化的年代，我们该在食谱中加入一些全谷类食物了，也就是我们所说的粗粮。因为像“三高”之类的所谓富贵病大都是由于吃得太精造成的。

粗粮内的膳食纤维及 B 族维生素含量较高，其中膳食纤维会对人的大肠产生机械性刺激，促进肠蠕动，能使大便变软、畅通，对于预防肠癌和由于血脂过高而导致的心脑血管疾病都有很大的好处。而且膳食纤维还会与体内重金属和食物中有害代谢物结合使其排出体外，对于提升免疫力大有好处。

所以，适量进食富含膳食纤维的粗粮对人体是有益的，而粗粮中最具有代表性的是全谷类食物。

全谷类食物包括：小麦、大麦、玉米、燕麦、大米和高粱等。虽然同是全谷类食物，但它们各有各的作用，所以大家也要多样化选择。比如，大麦和燕麦可以供给可溶性纤维，而小麦和玉米则可以提供不溶性纤维。一般每份（50 克）提供 5 ～ 6 克纤维的食物品种是最好的，比如可选择燕麦片、燕麦麸皮等食物。如果这些富含纤维的食物再配些水果和脱脂牛奶，将会是理想的早餐和夜宵。

对大部分健康人来说，建议在你的日常膳食中加入一定量的全谷类食物。大家可以考虑经常吃些全麦面包、松饼等面食，也可以吃些大麦和高粱米。在购买食物的时候，可以选择成分标签上注明是全谷类的食物，标有“100% 全谷类”的食物是最好的。需要提醒大家的是，不要被一些标签上的“多种谷类”“6 种谷类”“用无漂白面粉制造”等字样误导，这些食品大多是精制谷类食物。另外，没有标明“全谷类”字样的黑麦和小麦面包，同样也是使用精制面粉制成的。

至于每天应该吃多少，美国饮食协会推荐的每天摄入纤维量为 21 ～ 38 克。当然了，具体摄入多少要依你的性别和年龄而定。不过，虽然食物精细化的现代人需要一些粗粮，但我并不建议大家吃太多。

因为，虽然全谷类食物可以向我们提供丰富的膳食纤维，但也并非多多益善。如果每天摄入的纤维素超过 50 克，而且长期如此的话，会使人的蛋白质补充受阻，脂肪利用率降低，造成骨骼、心脏、血液等脏器功能受到损伤，降低的不仅是免疫力，还有生殖力。

对于这一点，处于青春期的少女，尤其应该引起注意。因为，食物中存在的胆固醇会随着粗粮中纤维的排出而被捆绑式地排出肠道，而胆固醇的吸收与女性激素合成几乎成正比，激素合成的减少会直接影响子宫等生殖器官的发育。因此，青春期少女的纤维素摄入，每天以不超过 20 克为宜。稍微超出一点没关系，但假如长期过分超标，就有可能影响发育。

红薯：貌不惊人的能量库

在物质资源较丰富的今天，除了街头烤红薯的香气让我们想起它之外，很多人的食谱中已经没有了红薯的身影。我们有那么多可供选择的食物，为什么一定要吃红薯呢？

因为虽然红薯长得土里土气、貌不惊人，但营养十分丰富，而且最关键的是，它的营养十分均衡。另外，它的热量比较低，而且不含脂肪，还有一定的减肥功效，不正是现代人的理想食品吗？

一个中等大小的红薯，就能满足人体每日对维生素 A 需求量的 400%，对维生素 C 需求量的 37%，对维生素 B_6 需求量的 16%，对钾元素需求量的 15%，对锰元素需求量的 28%，同时它还含有大量的膳食纤维。红薯含有大量的维生素 C 和 β－胡萝卜素，这种强效的营养元素组合能提升人体免疫功能。

要说红薯的不足之处，那就是缺少蛋白质和脂肪，但是今天人们生活富裕了，已经不再把红薯作为主食，它缺少的营养物质完全可以通过其他食物加以补充，比如牛奶和红薯同时食用就可以获得均衡的营养。所以，假如你经常吃大鱼大肉，不妨在食谱中加入点红薯。

中医认为，红薯有“补虚乏，益气力，健脾胃，强肾阴”的功效，使人“长寿少疾”，还能“补中、和血、暖胃、肥五脏”。西医也认为红薯有多重抗病功效，比如有益于心脏健康、通便减肥、滋补肝肾、强健身体等。

大家最关心的，可能就是它的抗癌作用了。饮食中具有抗癌作用的营养物质包括 β－胡萝卜素、维生素 C 和叶酸，而在红薯中三者含量都比较丰富。丰富的赖氨酸和胡萝卜素，可促使上皮细胞正常成熟，抑制上皮细胞异常分化，消除有致癌作用的氧自由基，阻止致癌物质与细胞核中的蛋白质结合，促进人体免疫力的增强。

而且，红薯含有维生素 C 和维生素 E。虽然很多蔬菜水果中都会有这两种维生素，但是我们知道维生素在高温下是非常容易被破坏的，而红薯中所含的维生素 C 和维生素 E，有在高温条件下也不被破坏的特殊性能。所以，红薯中的维生素 C 和维生素 E 能充分被人体吸收，进而发挥其免疫功效。

不过，红薯虽然营养价值较高，但是不能长时间被当成主食吃，尤其是肠胃功能不好、消化不良的人群，应该少吃红薯。因为红薯的糖分多，假如身体一时吸收不完，剩余部分停留在肠道里容易发酵，容易让腹部不适。所以中医认为，湿阻脾胃、气滞食积者应慎食红薯。而且它本身缺少蛋白质和脂质，最好是搭配富含蛋白质的食物以及绿色蔬菜一起吃。最适合吃红薯的时间是中午，这样有一个下午的消化吸收时间，有利于红薯中的钙质在下午阳光正好时在人体内被转化吸收，还不会影响晚餐食物里钙的消化。

而且大家都知道红薯很甜，那意味着它含糖较高，吃多了有的人会有泛酸症状。所以，可以在吃红薯时配一些小咸菜。或者连皮一起吃，因为红薯皮中含有分解淀粉的酶，可使红薯更容易消化，从而减少废气的产生，缓解因吃红薯而引起的腹胀、烧心、打嗝、反酸等不适感。而且不管你吃烧红薯也好，烤红薯也好，一定要蒸熟煮透才行，因为红薯中淀粉的细胞膜不经高温破坏是很难消化的。

虽然红薯可以存放很久，但是和任何其他蔬菜水果一样，我们最好还是吃新鲜的。尤其是已经产生黑斑的红薯，千万不能吃。因为红薯上的黑斑病毒不易被高温破坏与杀灭，容易引起中毒，使人出现发热、恶心、呕吐、腹泻等一系列中毒症状，甚至可导致死亡。此外，红薯最好也不要跟柿子一起吃，否则容易形成胃结石，严重时可使肠胃出血或造成胃溃疡。假如吃了比较多的红薯，要至少过 5 个小时才能吃柿子。

豆制品：丰富的植物蛋白，温柔滋养免疫力

豆腐：补气益虚、药食兼备

豆腐也被称为“植物肉”，显然这是因为它营养丰富，氨基酸和蛋白质含量都很高，因而才会享有如此美誉。而且，它比肉更好的地方在于，豆腐脂肪的78%是不饱和脂肪酸，并且不含有胆固醇，更加健康。

豆腐的营养极高，含铁、镁、钾、铜、钙、锌、磷、叶酸和B族维生素。每100克结实的豆腐中，水分占69.8%，含蛋白质15.7克、脂肪8.6克、碳水化合物4.3克、纤维0.1克，能提供611.2千焦的热量。此外，豆腐还含有高钙，100克豆腐含钙量为140～160毫克，两小块豆腐，就可以满足一个人一天钙的需要量。

早在西医给出这些数据之前，豆腐早就是我国长久以来药食兼备的美食。传统中医认为，豆腐味甘性凉，具有益气和中、生津解毒的功效，有长肌肤、益容颜、填骨髓、增力气、补体虚等多方面的功能，常食可补中益气、清热润燥、生津止渴、清洁肠胃，更适于热性体质、口臭口渴、肠胃不清、热病后调养者食用，可以用于赤眼、消渴等症，并解硫黄、烧酒之毒。现代医学也认可了中医的观点，豆腐确有解酒精的作用，并且是糖尿病人的良好食品。

而且，现代医学认为，豆腐可以改善人体脂肪结构；可以预

防和抵制癌症，尤其是对乳腺癌、前列腺癌及血癌有抑制功能；能很好地补充雌性激素，可以预防和抵制更年期疾病；可以预防和抵制骨质疏松症；可以提高记忆力和精神集中力；可以预防和抵制肝病；可以预防和抵制糖尿病；可以预防和抵制伤风和流行性感冒；可以加快新陈代谢，有延年益寿之功效；可以防治心血管疾病；对治疗老年人便秘有好处；吃发酵后的豆腐，比如酱豆腐、豆腐乳等，对预防大脑的老化和老年性痴呆症是有好处的。

更可贵的是，豆腐还特别好消化，吸收率高达 95% 以上。尤其是老人和孩子、体质比较虚弱的人，更应该多吃点豆腐来增强自身免疫力。看了这些，你是不是想马上就去菜市场买块豆腐回来吃？

豆腐本身的颜色是略带点微黄色，如果色泽太白，有可能添加了漂白剂，是不宜选购的。此外，豆腐是高蛋白质的食品，很容易变坏，尤其是自由市场卖的板豆腐更应多加留意。盒装豆腐需要冷藏，所以需要到有良好冷藏设备的场所选购。当盒装豆腐的包装有凸起，里面的豆腐混浊、水泡多且大，就属于不良品。而没有包装的豆腐很容易腐坏，买回家后，应该立刻将其浸泡于水中，并且放入冰箱冷藏，烹调前再取出，在外放置不要超过 4 小时，以保持新鲜，最好是在购买当天吃完。

另外，由于中医认为豆腐归脾、胃、大肠经，所以营养不良、气血双亏、年老羸瘦、高脂血症、高胆固醇、肥胖者及血管硬化者，产后乳汁不足的妇女，因痰火咳嗽哮喘者及癌症患者适宜食用。

但是，由于豆腐中含嘌呤较多，嘌呤代谢失常的痛风病人和血尿酸浓度增高的患者最好不要吃；脾胃虚寒经常腹泻便溏的人也不适合多吃，否则容易引起消化不良；另外，患有急性肾炎等肾功能低下者，要慎用大豆及其制品，否则会加重肾脏的负担，使肾功能进一步衰退，不利于身体健康。而且，任何人过量食用豆腐，都很容易导致碘缺乏，这一点大家要引起注意。

最后，还有一些食物最好不要跟豆腐一起吃，我们来看一下：豆腐忌与醋同食，否则易损伤牙齿；豆腐与茭白、竹笋、柿子同吃易形成结石，尤其不能与柿子同吃，两者相聚后会形成胃结石，引起胃胀、胃痛、呕吐，严重时可导致胃出血等，危及生命；豆腐与蜂蜜同食易腹泻；不可与富含维生素 C 的蔬菜、水果同吃，比如橘子。

另外，大家熟悉的小葱拌豆腐以及菠菜豆腐汤也不要多吃，因为小葱和菠菜中的草酸容易与豆腐中的钙结合成难以溶解的草酸钙，影响人体对钙的吸收，长期食用也容易导致结石。破解办法是把小葱和菠菜先在开水中焯一下，捞出来之后再跟豆腐一起烹制。

豆浆：可延缓衰老的天然激素

一顿营养丰富的早餐对健康的重要性是不言而喻的，假如我们能在早餐中加入新鲜营养的豆浆，那就再好不过了。我们俗谚有“秋冬一碗热豆浆，驱寒暖胃保健康”的说法，在欧美，豆浆被誉为“植物性牛奶”，因此，多喝点豆浆，对身体也大有裨益。

豆浆不仅富含蛋白质，而且其铁、磷等微量元素高于牛奶。

我国约有 2/3 的人存在不同程度的乳糖不耐症，对这部分人来说，豆浆是他们最好的选择。

另外，豆浆中所含的丰富的不饱和脂肪酸、大豆皂苷、异黄酮、卵磷脂等几十种对人体有益的物质，具有降低人体胆固醇、防止高血压、冠心病、糖尿病等多种疾病的功效，还具有提升免疫力、延缓肌体衰老的功能。尤其是豆浆中的水溶性纤维有助于控制血糖，对糖尿病患者十分有益。

骨骼的 5/6 以上是由矿物质钙和磷构成的，二者是保持骨骼强度和硬度的物质基础。动物蛋白会增加尿液中钙的排泄量，这意味着身体吸收不到足够的钙。而大豆蛋白与动物蛋白相比，使尿液中排泄的钙减少近 50%。此外，大豆中的异黄酮也有助于提高骨骼质量。

女性青春的流逝与雌激素减少密切相关，尤其是绝经后，雌激素水平逐渐下降。鲜豆浆中丰富的植物雌激素可谓天然的雌激素补充剂。豆浆富含大豆蛋白、维生素、矿物质以及皂苷、异黄酮、卵磷脂等物质，对乳腺癌、子宫癌也有一定的预防作用。

由于豆浆购买起来不如牛奶那样方便，所以现在很多人选择了自己购买豆浆机打豆浆，这是一种值得鼓励的做法，因为豆浆是一种蛋白质饮品，本身很容易变质，所以最好现做现饮，特别是有条件在家用豆浆机打豆浆时，最好是现打现喝，如果实在喝不完，可以装起来放冰箱里。

不少上班族和学生习惯将豆浆放入保温瓶或是杯子里储藏，等上几个小时后再饮用，这种方式是不提倡的，因为在温度适宜的条件下，以豆浆作为养料，瓶内细菌会大量繁殖。因此无论用哪种容器保存豆浆，都不建议放太久。尤其不要把豆浆装在有水垢的保温瓶中，因为豆浆会溶解暖瓶里的水垢，喝了会危害人体健康。

除了要喝新鲜豆浆之外，喝豆浆还有其他一些注意事项，在这里提醒大家一下。

不要喝没有煮熟的豆浆。很多人喜欢买生豆浆回家自己加热，加热时看到泡沫上涌就误以为已经煮沸，其实这是豆浆的有机物质受热膨胀形成气泡造成的上冒现象，并非沸腾，此时豆浆是没有熟的。没有熟的豆浆对人体是有害的。因为豆浆中含有两种有毒物质，会导致蛋白质代谢障碍，并对胃肠道产生刺激，引起中毒症状。预防豆浆中毒的办法就是将豆浆在100℃的高温下煮沸，然后就可安心饮用了。如果饮用豆浆后出现头痛、呼吸受阻等症状，应立即就医，绝不能延误时机，以防危及生命。

不要在豆浆里打鸡蛋。很多人喜欢在豆浆中打鸡蛋，认为这样更有营养，但这种方法是不科学的，这是因为鸡蛋中的黏液性蛋白易和豆浆中的胰蛋白酶结合，产生一种不能被人体吸收的物质，大大降低了人体对营养的吸收。

不要冲红糖。豆浆中加红糖喝起来味更香甜，但红糖里的有机酸和豆浆中的蛋白质结合后，可产生变性沉淀物，大大破坏了营养成分。

不要喝太多。一次喝豆浆过多容易引起蛋白质消化不良，出现腹胀、腹泻等不适症状。

不要空腹喝豆浆。空腹喝豆浆时，豆浆因在胃中的停留时间过短而无法被充分吸收，因而不能充分起到补益作用。喝豆浆的同时吃些面包、糕点、馒头等淀粉类食品，可使豆浆中的蛋白质等在淀粉的作用下，与胃液较充分地发生酶解，使营养物质被充分吸收。

不要与药物一起喝。有些药物会破坏豆浆里的营养成分，如多西环素、红霉素等抗生素药物，因为豆浆与抗生素结合会发生拮抗化学反应。喝豆浆与服用抗生素的间隔时间最好在 1 个小时以上，服用药物时应间隔 30 分钟以上。

另外，大家在家里自己制作豆浆的时候，一定要注意提前浸泡大豆，因为大豆质地非常细密，如果不浸泡直接打，大豆未充分吸水软化，在一定程度上会影响营养的释放，口感也会有一定影响。但泡豆的时间也不宜过长，最好在 4 个小时左右。大家可以根据自己的喜好，加入胡萝卜、核桃、芝麻、燕麦、杏仁等能够增强人体免疫力的食材，制作各种调节免疫功能的营养豆浆。

叶菜与花菜：为免疫力提供防癌抗癌的绿色能源

白菜：深得民心的百菜之王

我国民间素有“鱼生火，肉生痰，白菜豆腐保平安”之说，这可不是生活贫苦的老百姓发扬阿Q精神拿来安慰自己的酸话，事实真的是这样。而白菜享有“百菜之王”的美称，也不是浪得虚名的。

别看大白菜很便宜，可是它营养丰富，据测定，每100克白菜含脂肪0.2克，蛋白质1.1克，碳水化合物2.1克，钙120毫克，磷37毫克，铁0.5毫克，另外还含有丰富的维生素A、维生素B_1、维生素B_2和维生素C等。它含有的钙和维生素C甚至比苹果和梨还要高，大量的粗纤维更是许多蔬菜难以相提并论的。这些粗纤维可以增强肠胃的蠕动，减少粪便在体内的存留时间，帮助消化和排泄，从而减轻肝、肾的负担，防止多种疾病的发生。

白菜中含有果胶，可帮助人体排除多余的胆固醇。此外，白菜本身所含热量极少，不至于引起热量储存。白菜中含钠也很少，不会使机体保存多余水分，可以减轻心脏负担。中老年人和肥胖者多吃白菜还可以减肥。

中医也早就认识到了白菜的药用价值。中医认为白菜微寒味甘，具有养胃生津、除烦解渴、利尿通便、清热解毒等功能，是补充营养、净化血液、疏通肠胃、预防疾病、促进新陈代谢非常不错的蔬菜，可用于治疗感冒、发烧口渴、支气管炎、咳嗽、积食、便秘、小便不利、冻疮等。

《千金要方》中记载，白菜“通利肠胃，除胸中烦，解消渴”，有消食解酒、清热止咳的功能。白菜中还含有微量的钼，可以抑制人体对亚硝酸胺的吸收与合成，有防癌抗癌的效果，对预防乳腺癌更是有益。日本学者研究认为，白菜抗氧化“锈蚀”的效果与芦笋、菜花不相上下。

而且，大白菜含水量丰富，高达95%。冬天天气干燥，多吃白菜，可以起到滋阴润燥、护肤养颜的作用。所以，北方的冬天以大白菜作为主要蔬菜，是相当合适的。

大家在挑选大白菜的时候，尽量选择菜叶新鲜、嫩绿，菜帮洁白，包裹得较紧密、结实，没有病虫害者。我们还可以想办法看看里面的几片叶子，看看有没有黑点，如果有，最好不要买了。而且大家一定要记得:腐烂、剩的时间过长、没腌透而半生半熟、反复加热的大白菜，就千万不要再吃了。

虽然大白菜性微寒，可以退烧解热、止咳化痰，但是虚寒体质的人，不适合大量吃生冷的白菜，比如泡菜。不过吃火锅时，我们就可以尽可能多吃点白菜，以消解燥热之气。

韭菜：味道鲜美的“起阳草”

别号“起阳草”的韭菜味道非常鲜美，尤其是初春的嫩韭质量最好，初春吃一些韭菜，可以很好地帮我们提高免疫力。

韭菜独特的香辛味是其所含的硫化物形成的，这些硫化物有一定的杀菌消炎作用，有助于人体提高自身免疫力。这些硫化物还能帮助人体吸收维生素 A 及维生素 B_1，因此韭菜适宜与维生素 B_1 含量丰富的猪肉类食品互相搭配。不过，硫化物遇热易于挥发，因此烹调韭菜时需要急火快炒起锅，稍微加热过火，便会失去其风味。

中医认为韭菜性温味辛，能够温补肾阳，还能益肝健胃。韭菜独特的辛香气味有助于疏调肝气，增进食欲，增强消化功能，还可散瘀活血、行气导滞。

而现代医学认为，韭菜的主要营养成分有维生素 C、维生素 B_1、维生素 B_2、维生素 B_3、胡萝卜素、碳水化合物及矿物质，它还含有丰富的纤维素。每 100 克韭菜含 1.5 克纤维素，比大葱和芹菜都高，可以促进肠道蠕动，预防大肠癌的发生，同时又能减少人体对胆固醇的吸收，起到预防和治疗动脉硬化、冠心病等疾病的作用。

虽然韭菜对人体有很多好处，但也不是多多益善。《本草纲目》就曾经记载，“韭菜多食则神昏目暗，酒后尤忌”。现代医学认为，有阴虚内热及患疮疡、眼疾的人不宜食用韭菜。而且，韭菜的粗纤维较多，不易消化吸收，所以一次不能吃太多韭菜，否则大量粗纤维刺激肠壁，往往引起腹泻。食用韭菜的量最好控制在一顿 100 ～ 200 克，最多不能超过 400 克。

另外，和其他食物一样，韭菜在食用方面也有一些宜忌。我们先来看韭菜最好不要跟哪些食物一起吃：韭菜和菠菜一起吃，会有滑肠作用，容易引起腹泻；韭菜和牛肉一起吃，会生热动火，引起牙齿肿痛、口疮；韭菜和白酒搭配在一起容易引起胃炎、胃溃疡复发；韭菜和蜂蜜一起吃容易引起腹泻；韭菜不宜和牛奶一起吃，因为韭菜含大量草酸，会和牛奶反应，形成不易溶解的草酸钙，阻碍肠道对钙质的吸收。

再来看看适合跟韭菜一起吃的食物：韭菜和绿豆芽一起吃可以下气、通便；韭菜和蘑菇一起可以通便解毒，提高免疫力；韭菜和豆腐、鸡蛋一起吃，能够益气养颜，健胃提神；韭菜和鲫鱼搭配可以润肠止泻；韭菜和虾一起吃，能够补肾、壮阳、固精；韭菜和猪肝一起，则能杀菌、助消化、促进营养素吸收。尤其值得一提的是韭菜和鸡蛋一起食用，不仅味道鲜美，而且补益作用明显，对胃病和肾病患者有很好的食疗效果。

香椿：香味独特、营养丰富的“助孕素”

“雨前香椿嫩如丝”，初春时节除了可以吃一些韭菜提高免疫力，我们还可以吃一些香椿。这个时令感特别强的蔬菜，有些人特别喜欢，觉得它醇香爽口，有些人则对其敬而远之。假如你喜欢它的气味，不妨在初春多吃一些。

这种树上蔬菜不仅香味独特，营养也十分丰富。香椿含有丰富的维生素C、胡萝卜素等，有助于增强机体免疫功能，并有润滑肌肤的作用，是保健美容的良好食品；它含有的香椿素等挥发性芳香族有机物，可健脾开胃，增加食欲；它的挥发气味能穿透蛔虫的表皮，使蛔虫无法附着在肠壁上而被排出体外，可用于治蛔虫病；香椿还含维生素E和性激素物质，可抗衰老和补阳滋阴，对不孕不育症有一定疗效，所以有“助孕素”的美称。而且，香椿含有抑制多种病原体的成分，包括帮助抗肿瘤、降血脂和降血糖的成分，以及相当丰富的多酚类抗氧化成分，对预防慢性疾病有帮助。另外，香椿还富含钾、钙、镁及B族维生素等。

香椿一般可以分为紫香椿和绿香椿，其中以紫香椿最佳。它有很多种吃法，现在向大家介绍几种有助于提升免疫力的食用方法。

香椿炒鸡蛋

材料：香椿250克，鸡蛋5枚。

调料：盐适量。

做法：将香椿洗净，下沸水稍焯，捞出切碎；鸡蛋磕入碗内搅匀。将油锅烧热，倒入鸡蛋炒成块，放入香椿炒匀，加精盐，炒至香椿熟透即成。

功效：这道常见的美食具有滋阴润燥、润肤美容的功效，可以提高人体抗病能力，还能治疗虚劳、吐血、目赤肿痛、秃发等。

香椿拌豆腐

材料：豆腐500克，香椿50克。

调料：盐、味精、香油各适量。

做法：将豆腐切块，放锅中加清水煮沸，沥水，切小丁；将香椿洗净，稍焯，切末，放入碗内，加盐、味精、香油，拌匀后浇在豆腐丁上，再拌匀食用即可。

功效：本品有润肤明目、益气和中、生津润燥的功效，可以治疗心烦口渴、胃脘痞满、口舌生疮、目赤等症。

香油拌香椿

材料：香椿 250 克。

调料：盐、香油各适量。

做法：将香椿洗净，放入沸水焯透，沥水切碎，加入盐、香油，拌匀即成。

功效：本品具有清利湿热、宽肠通便的功效，可以治疗尿黄、便秘、咳嗽痰多、脘腹胀满、大便干结等症。

煎香椿饼

材料：面粉 500 克，腌香椿 250 克，鸡蛋液、葱花各适量。

调料：料酒少许。

做法：将香椿切段，面粉加水调糊，加入鸡蛋液、葱花、料酒，和香椿段拌匀；平锅放油烧热，分次舀入面糊摊薄，煎至两面变黄熟透即成。

功效：此饼有健胃理气、滋阴润燥、润肤健美的功效，适于体虚纳差、头发干黄、四肢倦怠、大便不畅的人食用。

香椿面

将香椿芽洗净，切碎，加少许盐和适量温开水拌匀，然后拌在手擀面里。面中还可以放上炸酱，面除了筋道外还兼有香椿香和酱香。

香椿鱼

选适量香椿叶，洗净，与面粉、盐、鸡蛋液和水搅匀，放入油锅里炸出一尾尾“香椿鱼”。它们色泽金黄，外酥里嫩，香气扑鼻，别具风味。

香椿虽好，但不能过量食用。在《食疗本草》中就有记载，“椿芽多食动风”“令人神昏血气微”。虽然一般人群都可以食用香椿，但香椿是发物，容易诱使痼疾复发，所以慢性疾病患者应该少吃或者不吃。在这里需要提醒大家格外注意的是，由于鲜香椿中硝酸盐含量较高，所以一定要先用沸水焯一下后再吃。

西蓝花：防癌抗癌的佼佼者

在列举抗癌食物的时候，我们一定无法忽视十字花科的蔬菜。而在十字花科蔬菜中，西蓝花又是其中的佼佼者。西蓝花中的营养成分，不仅含量高，而且十分全面，主要包括蛋白质、碳水化合物、脂肪、矿物质、维生素 C 和胡萝卜素等。每 100 克新鲜西蓝花，含蛋白质 3.5 ～ 4.5 克，是白花菜的 3 倍、西红柿的 4 倍。与白花菜相比，西蓝花维生素 A 的含量更高，防癌抗癌的功效更加显著。

西蓝花中预防癌症的最重要成分是萝卜硫素，这种物质有提高致癌物解毒酶活性的作用，并帮助癌变细胞修复为正常细胞。它所含有的异硫氰酸盐，可以激活机体免疫细胞的许多抗氧化基因和酶，使免疫细胞免受自由基损伤。虽然机体有自我清除自由基的手段，但过量的自由基可破坏细胞结构，导致疾病。随着年龄增长机体消除自由基的能力会逐步下降，这种能力的下降可导致免疫功能下降，使老年人容易发生感染和癌症。而西蓝花可以帮我们提升免疫力，从而让我们减少细菌和病毒感染，减少出现癌症的可能性。因此，中老年人尤其应该多吃西蓝花。

西蓝花所含维生素 C 也较多，比白菜、西红柿、芹菜都高，对杀死导致胃癌的幽门螺杆菌具有神奇功效，在防治胃癌、乳腺癌方面效果尤佳。由于患胃癌时人体血清硒的水平明显下降，胃液中的维生素 C 浓度也显著低于正常人，而西蓝花不但能给人补充一定量的硒和维生素 C，同时也能供给丰富的胡萝卜素，起到阻止癌前病变细胞形成的作用，可抑制癌肿生长。此外，西蓝花里面还有多种吲哚衍生物，这种化合物能够降低人体内雌激素水平，可预防乳腺癌的发生。

除了抗癌以外，由于富含维生素 C，西蓝花能增强肝脏的解毒能力，提高机体免疫力。西蓝花含有大量的类黄酮物质，对高血压、心脏病有调节和预防的作用。类黄酮除了可以防止感染，还是最好的血管清理剂，能够阻止胆固醇氧化，防止血小板凝结，因而可减少患心脏病与中风的危险。同时，西蓝花属于高纤维蔬菜，能有效降低肠胃对葡萄糖的吸收，进而降低血糖，有效控制糖尿病的病情。有些人皮肤一旦受到小小的碰撞和伤害就会变得青一块紫一块的，这是因为体内缺乏维生素 K，而多吃西蓝花是补充维生素 K 的最佳途径。大家可以看到，它的防病价值是相当高的。

不过，吃西蓝花的最佳季节是秋天，因为这时候的西蓝花花茎中营养含量最高。但是，西蓝花虽然营养丰富，却常常有残留的农药，还容易生菜虫，所以在吃之前，应将西蓝花放在盐水里浸泡几分钟，这样菜虫就跑出来了，还有助于去除残留农药。

一般来说，西蓝花豆酥鳕鱼、蒜蓉西蓝花、奶油西蓝花汤、蟹肉西蓝花、西蓝花浓汤、西蓝花拌木耳等，都是不错的菜肴。如果你不喜欢西蓝花的味道，还可以把不同蔬菜混在一起，比如再加上一些萝卜、甘蓝，这样更有利于营养元素的吸收。

在烹饪过程中，如果你对这些蔬菜里面的苦味比较敏感，可以试着加入酱油、柠檬汁或醋之类的调味品，或出锅前淋上少许蜂蜜、糖浆或果酱，这样便可以掩盖掉你不喜欢的苦味。此外，我们还可以在烹饪过程中多加大蒜和香料。大蒜中富含有益心脏的活性成分；香料不仅含有大量的抗氧化剂，同时还能减少蔬菜中抗氧化剂的流失。

但是，我们要注意，西蓝花的烹饪时间不宜太长，否则容易失去脆感，丧失和破坏防癌抗癌的营养成分。西蓝花焯水后，应该放入凉开水内过凉，捞出沥净水再用。

根茎类与果类:药食同源接地气，能提升免疫力

白萝卜:“吃了能活百来岁”

不知道大家有没有听过“萝卜响，嘎嘣脆，吃了能活百来岁”这句谚语，虽然没有人能为这句话负责，保证你吃了萝卜就可以活到100岁，但是，适当吃点白萝卜，尤其是冬天多吃萝卜，对提高身体免疫力大有裨益。

长期以来，人们对萝卜的治病作用较为重视，《本草纲目》称它是“蔬中最有利者”，民间还有谚语说“秋天收萝卜，大夫袖了手”。这些话固然有夸张之处，但是可以说明萝卜的药用价值颇大。中医记载，白萝卜味觉甘辛，性平无毒，入肺胃，具有清热生津、凉血止血、下气宽中、消食化滞、开胃健脾、顺气化痰的功效。白萝卜对急慢性咽炎有很好的治疗作用，可以缓解咽痛、咽干这些症状。白萝卜和萝卜子对百日咳等呼吸道疾病疗效也很好。

但是如果认为白萝卜只能治咽炎和呼吸道疾病，那你就太小瞧它了。近年来西医发现，白萝卜有抗癌作用。白萝卜含有木质素，能提高吞噬细胞的活力，从而吞噬癌细胞。白萝卜还含有多种酶，能分解致癌的亚硝酸胺，可防癌抗癌。

另外，白萝卜也是人体补充钙的最佳来源之一，这种钙在萝卜皮中含量最多。白萝卜含芥子油、淀粉酶和粗纤维，具有促进消化、增强食欲、加快胃肠蠕动、消除胃肠胀气的作用。

白萝卜虽然性平，但还是有一点性偏寒凉而利肠的，所以脾虚泄泻的人应该慎食或少食；而胃溃疡、十二指肠溃疡、慢性胃炎、单纯甲状腺肿、先兆流产、子宫脱垂等患者，最好不要吃白萝卜。

至于白萝卜的吃法，它可以生吃，也可以烹制熟了吃，做药膳，煮食，或煎汤、捣汁饮，或外敷患处。如果大家把白萝卜拿来药用，那么它适宜生食，但要注意吃后半小时内不能进食其他食物，以防其有效成分被稀释。而且萝卜种类繁多，生吃以汁多辣味少者为好，平时不爱吃凉性食物的人，最好熟吃。

在日常饮食烹饪中，我们可以把白萝卜和其他一些食物拿来一起烹饪，以起到食疗效果。比如，将白萝卜和牛肉一起烹制，可以健脾消食；将白萝卜和鸡肉搭配在一起，有利于营养素的消化吸收；白萝卜和豆腐搭配，有利于健脾养胃、下食除胀。

但是，也有一些食物最好不要和白萝卜一起烹制。比如，白萝卜主泻、胡萝卜主补，所以二者最好不要同食，否则影响吸收。而白萝卜和黑木耳一起吃，容易得皮炎。

洋葱：强身防癌的功效“令人落泪”

在中国人的餐桌上，洋葱的地位显得没那么重要；然而在欧美国家，它却被誉为“菜中皇后”，到处都能见到它的身影。洋葱之所以能拥有这种美誉，当然是因为它丰富的营养价值和卓越的健康功效。

洋葱中的营养成分十分丰富，每 100 克洋葱中含蛋白质

1.4 克，脂肪 0.2 克，碳水化合物 6.1 克，粗纤维 0.9 克，无机物 0.5 克，钾 147 毫克，钙 24 毫克，磷 39 毫克，铁 0.8 毫克，锌 0.23 毫克，钠 4.4 毫克，镁 15 毫克，硒 0.92 微克，维生素 B_3 0.3 毫克，维生素 C8 毫克，热能 1356 千焦。除了这些营养素之外，洋葱中还有两种特殊的营养物质——槲皮素和前列腺素 A。这两种特殊营养物质，让洋葱具有了很多其他食物不可替代的健康功效，也赋予了它提高免疫力的功效。

首先是可以预防癌症。洋葱的防癌功效来自它富含的硒元素和槲皮素。硒是一种抗氧化剂，能刺激人体免疫反应，从而抑制癌细胞的分裂和生长，同时还可降低致癌物的毒性。而槲皮素则能抑制致癌细胞活性，阻止癌细胞生长。调查显示，常吃洋葱的人比不吃的人患胃癌的概率少 25%，因胃癌致死者少 30%。

其次是维护心血管健康。洋葱是目前我们所知的极少数含前列腺素 A 的蔬菜。前列腺素 A 能扩张血管、降低血液黏度，因而会产生降血压、增加冠状动脉的血流量、预防血栓形成的作用。洋葱中含量丰富的槲皮素，其生物性可利用率很高，能降低血脂、扩张冠状动脉，可防止动脉粥样硬化。所以西方人总是把洋葱拿来和肉类搭配，这还是很有道理的。

最后是具有杀菌的功效。洋葱中还含有大量的天然抗生素，具有很强的杀菌能力，对金黄色葡萄球菌、链球菌、白喉杆菌、痢疾杆菌、结核杆菌、大肠杆菌等都有杀灭和抑制作用。这种植物杀菌素经由呼吸系统、泌尿系统、汗腺排出时，能刺激这些位置的细胞管道壁分泌，所以又有祛痰、利尿、发汗以及抑菌防腐等作用。不过，如果想要杀菌的话，生洋葱比熟洋葱的效果好。

市面上常见的洋葱根据皮色可以分为白皮、黄皮和紫皮三种。从营养价值的角度评估，紫皮洋葱的营养更好一些，这是因为紫皮洋葱的味道更辛辣，这就意味着其含有更多的蒜素。此外，紫皮洋葱的紫皮部分含有更多的槲皮素。

虽然生洋葱有一股呛人的味道，自然是熟的更好吃一些，但是，正是那些味儿冲的物质给我们提供了抗癌等保健功能。如果想更多地从洋葱中获得健康，生吃或拌沙拉是最好的办法。在吃牛羊肉等味重油腻的食物时，搭配生洋葱，可以起到解腻的作用，同时还能给身体更多保护。

只是，洋葱吃多了容易引起目糊和发热，所以有皮肤瘙痒性疾病、眼病、胃病以及肺胃发炎的人要少吃洋葱。而且洋葱辛温，热病患者应该慎食。此外，洋葱所含的香辣味对眼睛有刺激作用，眼部有疾病的人也别去切洋葱。

南瓜：食疗价值高，老人小孩吃了都说好

虽然在欧美国家，南瓜可以变成灰姑娘的马车，还是万圣节万众瞩目的宝贝，但是在我们中国，要论模样和地位，南瓜似乎比红薯还土，似乎属于上不了台面的食物。可是，和红薯一样，南瓜不仅有较高的食用价值，而且有着不可忽视的药用价值。

中医认为，南瓜性温，味甘无毒，入脾、胃二经，有润肺益气，化痰排脓，驱虫解毒，疗肺痈便秘，滋润毛囊壁，美容抗痘等功效。西医也认为南瓜含有很多提高免疫球蛋白活性、加强免疫球蛋白代谢不可缺少的重要营养素，所以食疗价值很高。

南瓜防癌抗癌的作用是非常显著的。南瓜能消除致癌物质亚硝胺的突变作用，有防癌功效，并能帮助恢复肝、肾功能，增强肝、肾细胞的再生能力。而且，南瓜中含有大量的锌，有益皮肤和指甲健康，其中抗氧化剂 β－胡萝卜素具有护眼、护心的作用。所以，中老年人可以多吃一些南瓜。

儿童也可以多吃一些南瓜，因为南瓜中含有丰富的锌，参与人体内核酸、蛋白质的合成，对肾上腺皮质激素有益，是人体生长发育的重要物质，可以促进孩子的生长发育。

糖尿病患者也可以多吃南瓜。因为南瓜含有丰富的钴，能活跃人体的新陈代谢，促进造血功能，并参与人体内维生素 B_{12} 的合成，是人体胰岛细胞所必需的微量元素，对防治糖尿病、降低血糖有特殊的疗效。

胃病患者也可以多吃南瓜，预防胃癌。吃南瓜可以保护胃黏膜，帮助胃消化。南瓜中含有的果胶可以保护胃黏膜免受粗糙食品刺激，促进溃疡愈合。南瓜中的其他成分能促进胆汁分泌，加强胃肠蠕动，帮助食物消化，对胃病的治疗很有帮助。

不过，中医认为南瓜性温，胃热很严重的人要少吃；而且南瓜性偏壅滞，气滞中满的人要慎食。它还是发物，所以服用中药期间也不宜食用。而且多吃南瓜会助长湿热，因而脚气病患者及皮肤患有疮毒易风痒、黄疸者，都不宜过量食用南瓜。

对适合食用南瓜的人来说，它的吃法也是有讲究的。首先，虽然南瓜的做法很多，可以用来榨汁、凉拌、水煮、蒸食、炒菜、油炸……大家可以自由地选择吃法，但考虑到南瓜中的 β－胡萝卜素的吸收，我们在吃南瓜的时候加一点油或者配合一些有油脂的食物进食会更健康。

其次，由于南瓜含维生素 C 分解酶，所以不宜跟富含维生素 C 的蔬菜、水果同时吃。富含维生素 C 的蔬菜有西红柿、菠菜、油菜、辣椒、白菜、花菜等，它们都不适合跟南瓜一起吃。另外，醋、鲤鱼、螃蟹、虾等，都不适合跟南瓜一起吃，否则会破坏南瓜的营养成分，甚至引起中毒。

跟红薯一样，在各种蔬菜中，南瓜属于非常容易保存的一种，完整的南瓜放入冰箱里一般可以存放 2 ～ 3 个月，所以在过去蔬菜紧缺的冬天，人们习惯把南瓜作为重要的维生素来源储藏起来。不过，南瓜切开后再保存，容易从心部变质，所以最好用汤匙把内部掏空再用保鲜膜包好，这样放入冰箱冷藏可以存放 5 ～ 6 天。

而且，南瓜的皮含有丰富的胡萝卜素和维生素，所以最好连皮一起食用，如果嫌皮硬，就把硬的部分削去再食用。在烹调的时候，南瓜心含有相当于果肉 5 倍的胡萝卜素，所以如果可以的话也尽量不要丢掉瓜心。

菌类：营养又美味，提升免疫力的首选之品

银耳：延年益寿的菌中之冠

银耳也叫白木耳，质量上乘的称作雪耳。古时候的皇家贵族把银耳看作是“延年益寿之品”“长生不老良药”，今天它已经以相当低廉的价格进入了寻常百姓家，我们可以经常食用这一“菌中之冠”了。

银耳的营养成分相当丰富，既是名贵的营养滋补佳品，又是扶正祛虚的补药。它含有蛋白质、脂肪和多种氨基酸、矿物质及肝糖。银耳蛋白质中含有 17 种氨基酸，人体所必需的氨基酸中的 3/4 银耳都能提供。银耳还含有多种矿物质，如钙、磷、铁、钾、钠、镁、硫等，其中钙、铁的含量很高，每 100 克银耳中，含钙 643 毫克，铁 30.4 毫克。此外，银耳中还含有海藻糖、多缩戊糖、甘露糖醇等肝糖，营养价值非常高。

因富含硒等微量元素，银耳可以增强机体抗癌的免疫力，还能增强癌症患者对放疗、化疗的耐受力；而且，它能提高肝脏解毒能力，起到保肝作用；银耳富含维生素 D，能防止钙的流失，对生长发育十分有益；银耳对老年慢性支气管炎、肺原性心脏病也有一定疗效；而且，银耳富有天然植物性胶质，对皮肤有良好保护作用；银耳含有大量水分，吸水后体积膨大 10 倍，具有很好的通便作用；银耳中的膳食纤维还可以帮助胃肠蠕动，减少脂肪吸收，从而达到减肥的效果。

总而言之，中医认为银耳具有强精、补肾、润肠、益胃、补气、和血、强心、壮身、补脑、提神、美容、嫩肤、延年益寿的功效。但是，想要收到延年益寿、抗癌的功效，银耳的质量非常重要。优质的银耳角质硬而脆，呈白色或米黄色。大家可以选用偏黄一些的银耳，因为口感较好。

吃银耳的时候，我们应该先用开水泡发，泡发后要去掉未发开的部分，特别是白银耳中那些呈淡黄色的东西。但是，当银耳用于滋补方剂时，要先用冷水泡至发涨，再用水和冰糖熬煮，最后连渣服用，效果更好。银耳主要用来做甜菜，以汤菜为主。熟银耳忌久放，最好在 4 个小时之内吃完。而且，冰糖银耳含糖量高，睡前不宜食用，以免血黏度增高。变质的银耳是不能吃的，以防中毒。

现在我来给大家介绍两道常见的银耳羹。

银耳红枣羹

材料：银耳 15 克，红枣 10 克，粳米 100 克。

做法：将银耳用冷水泡发洗净；红枣洗净后与淘洗干净的粳米加水煮粥，煮至半熟时加入涨发好的银耳，同煮至粥烂熟即可。

功效：这道美味的汤羹有滋阴润肺、养胃生津、益气止血、补脑强心、提升免疫力的功效。

银耳薏苡仁羹

材料：水发银耳、薏苡仁各50克。

调料：白糖、水淀粉、糖桂花各适量。

做法：将薏苡仁去杂，用温水浸泡，泡好后洗净待用；银耳去蒂洗净，撕成小片待用；锅内放入银耳片、薏苡仁，加清水适量，一同烧煮至薏苡仁熟透时放入白糖烧沸，再用水淀粉勾芡，加入糖桂花搅拌均匀，出锅即成。

功效：它有滋阴润肺、防癌抗癌、提升免疫力的功效。

蘑菇：帮助白细胞抵抗各种病原体

在很多素菜馆里，我们都可以吃到用蘑菇做成的素肉，那口感几乎可以以假乱真。要论营养价值，蘑菇还真未必比瘦肉差，因为蘑菇含有丰富的蛋白质，而且可消化率达70%～90%。

蘑菇不仅营养丰富，味道鲜美，富含人体必需的赖氨酸等，而且还含有丰富的矿物质元素。比如，香菇中维生素D的含量比大豆高20倍，是海带的8倍。而维生素D能帮助人体吸收钙，有益于骨骼的健康。维生素D天然来源不多，其中牛奶和某些鱼类含有维生素D，日光中的紫外线能促使人的皮肤合成维生素D，所以蘑菇无疑是天然食物中维生素D的重要来源之一。而且，蘑菇所含的大量植物纤维，具有防止便秘、促进排毒、预防糖尿病及大肠癌、降低胆固醇含量的作用，而且它又属于低热量食品，可以防止发胖，女孩子们不妨多吃一些。

尤为重要的是，蘑菇可以提高身体的免疫力，它可以促进白细胞的产生和活动，让它们更具防范性，防止过氧化物损害机体，这对于抵抗病原体和抗癌是非常重要的。

科学家们提取了上百名健康的志愿者血液中的免疫球蛋白，并在三种不同的条件下对这些采集出来的免疫球蛋白进行了分析比较，结果发现那些经常喝蘑菇汁的人的免疫球蛋白的活性要强于那些不经常吃蘑菇的人。这些研究人员认为，免疫球蛋白在人体的血液中是独立存在的，它的活性程度直接关系一个个体免疫力的高低，在医学检查中也是一个重要的指标。吃蘑菇和提升免疫力之间的具体关系虽然还没有完全搞清楚，但是，这为人类进一步研究血液内部生物酶的活性找到了一个新的方法，也为开发出提高免疫力或者抵抗某些疾病的药物提供了一个新思路。

所以，虽然我们现在还不能说多吃蘑菇就一定能帮你抵抗各种感染，但适当吃一些蘑菇，对你的健康肯定是没有坏处的，现在给大家介绍几例比较典型的食谱。

牛肝菌蒸蛋

材料：鸡蛋 1 个，牛肝菌 1 朵。

做法：将牛肝菌洗净剁成碎末；将鸡蛋打散，加少量水和牛肝菌碎末搅匀，以大火蒸熟即可食用。

功效：牛肝菌富含蛋白质、维生素及钙、磷、铁等矿物质，可以增强我们的抗病能力。

炖三菇

材料：鲜香菇、平菇、草菇各 2 朵。

调料：鸡汤一碗。

做法：将鲜香菇、平菇、草菇洗净，剁成碎末；加适量的鸡汤拌匀，装盘扣碗，上蒸笼蒸熟即可。

功效：蘑菇营养丰富，包含植物蛋白、维生素和矿物质等，加入鸡汤一起蒸熟味道更鲜美，有利于蘑菇中脂溶性维生素的吸收利用，可强健身体。

金针菇肉末豆腐

材料：北豆腐 1 块，金针菇 1 把，肉末少许。

调料：盐适量。

做法：金针菇去蒂洗净，焯水后切成末；北豆腐焯水后切丁；油锅烧热后放入肉末煸炒；肉末八分熟后，倒入金针菇末和北豆腐丁炒熟，加盐炒匀即可。

功效：金针菇被称为“益智菇”，它含有丰富的赖氨酸，可以促进大脑发育，脑力劳动者可以经常吃。

三鲜蛋饺

材料：鸡蛋 2 个，虾仁 3 ～ 4 个，香菇 2 ～ 3 朵。

调料：盐适量。

做法：香菇泡发洗净，切成丁；虾仁去虾线，洗净切丁；鸡蛋打入碗中，入热油锅中炒熟，搅散；将香菇丁、虾仁丁、鸡蛋、盐拌匀调成馅；包成小饺子，煮熟即可。

功效：香菇为“百菇之王”，含有丰富的香菇多糖、维生素 D 和钙、钾、锌等矿物质，对青少年的生长发育和成人的健康都有好处，可以很好地提高免疫力。

需要提醒大家的是，蘑菇的部位不同，营养物质的含量不同。一般来说，菌盖比菌柄营养更丰富，最适于食用的是新鲜的较幼嫩的蘑菇子实体。而且菌菇类营养丰富，但要与其他食物合理搭配才能发挥最大的作用。另外，为了让我们能更好地吸收菌菇类食物的营养，制作时一定要洗净、蒸透、煮烂。

海产品：海洋馈赠的提升免疫力上品

海参：补肾固本的抗癌良品

自古以来，在滋补类食物中海参都榜上有名。中医认为，海参性温，对人体的作用主要是补肾固本，也就是俗话说的培元固本。只要人体肾脏强健，各器官经络都会相应的强健，最终人体会更加健康，抵抗疾病的能力大大增强。它还具有补肾益精、滋阴健阳、补血润燥、调经祛劳、养胎利产等阴阳双补功效，所以既能提高男性内分泌能力，又能提高女性的新陈代谢。在放化疗期间海参有很好的补益作用，可以迅速地增强人体的体力，提升免疫力。

西医则认为，海参含有蛋白质、钙、钾、锌、铁、硒、锰等丰富的营养素，其中，它所含的碘是构成人体甲状腺素必不可少的元素；所含的钒可参与血液中铁的输送，增强机体的造血功能；所含的硫酸软骨素成分可抑制肌肉的老化，有抗衰老的作用；所含的硒，是人体必需的微量元素之一，本身就具有明显的抗癌作用。因为癌症患者体内的硒含量比正常人低 3 ～ 6 倍，而含硒高的食物可以帮我们抗癌。

除此之外，海参本身还含有一种叫海参毒素的物质，不仅能抑制多种霉菌的滋生，还可抑制癌细胞的生长和转移，起到防癌和抗癌的作用。而且，优质海参体内还含有丰富的海参黏多糖和海参皂苷，其中，海参黏多糖可提高人体吞噬细胞数量和它的吞噬能力，减少体内癌细胞总量，防止癌症发生。对患者而言，海参黏多糖能够减少癌细胞的复制，对晚期癌细胞转移起到抑制作用;海参皂苷则能破坏癌肿内部毛细血管，减少癌肿的血液供应，使癌肿萎缩。所以，海参也特别适合作为癌症患者的食疗补品。它更适合与灵芝搭配食用，两者合用，具有增强人体免疫力、病后或术后修复的作用，非常适合身体虚弱的人群用于调理身体。

而且，海参还有强大的修复再生功能，比如，快速使伤口愈合、修复多年受损的胃肠、修复免疫系统、修复胰岛、恢复造血功能等等。即便是完全不懂医学的人,看到这些强大的修复功能，也该知道海参对于病人是多么有益。

作为一味广为人知的滋补佳品，海参不仅营养价值丰富，而且适用人群广泛。从糖尿病、贫血等慢性消耗性疾病患者到放、化疗后处于康复期的癌症患者，从动脉硬化、高血压、高血脂等心脑血管疾病患者到免疫力低下、体虚、畏寒、多汗、经常感冒者，从脑力劳动者及重体力劳动者如运动员到亚健康、各种现代病患者，从准妈妈、产妇到发育期儿童，都可以吃海参。当然，还有一些人群是不适宜食用海参的。

一般来说，年龄太小的儿童不宜多吃海参；有类风湿的人也要少吃或者不吃海参；在吃个别中药时，也要少吃或不吃；伤风感冒、身体发热者不宜进食海参；海参润五脏，生津利水，脾胃有湿、咳嗽痰多、舌苔厚腻者不宜食用；脾胃虚弱者勿食，但可有选择地服用海参保健食品；感冒及腹泻患者，最好暂时别吃海参；高尿酸血症病人不宜长期食用海参；肝肾功能不好的人，比如乙肝患者、肾炎患者都不适合用海参滋补；容易对蛋白质过敏的人不宜多吃海参。

此外，由于海参中含有丰富的蛋白质和钙等营养成分，而葡萄、柿子、山楂、石榴等水果含有较多的鞣酸，它们一起食用，不仅会导致蛋白质凝固，难以消化吸收，还会出现腹痛、恶心、呕吐等症状，所以不要一起吃。而且，海参也不能和甘草一起吃，因为甘草是酸性，会影响海参蛋白质分子的吸收利用；海参也不适于与醋一起食用，因为醋会让胶原蛋白的空间结构发生变化、蛋白质分子出现不同程度的凝集和紧缩，不仅让海参的味道受影响，营养价值也大打折扣，所以大家要尽量避免。

鱼肉：提升免疫力的首选肉类

俗话说“畜肉不如禽肉，禽肉不如鱼肉”，这句话可不是从口感的角度来说的，而是从养生角度来讲的。假如我们想要提高自身免疫力，就要减少食物中红肉的比例，适当补充一些鱼肉。为什么呢？因为对饱受“三高”困扰的现代人来说，鱼肉更健康。

作为一种高蛋白低脂肪的食物，鱼肉含有丰富的完全蛋白质（必需氨基酸种类齐全，相互比例适当，含量充足），比如黄鱼含17.6%、带鱼含18.1%、鲐鱼含21.4%、鲢鱼含18.6%、鲤鱼含17.3%、鲫鱼含13%。鱼肉所含的蛋白质都是完全蛋白质，而且蛋白质所含必需氨基酸的量和比值最适合人体需要，容易被人体消化吸收。

和高蛋白形成鲜明对比的是，鱼肉的脂肪含量一般比较低，大多数只有1%～4%，如黄鱼含0.8%、带鱼含3.8%、鲐鱼含

4%、鲢鱼含 4.3%、鲤鱼含 5%、鲫鱼含 1.1%、鳙鱼（胖头鱼）含 0.9%、墨斗鱼含 0.7%。而且，鱼肉的脂肪多由不饱和脂肪酸组成，不饱和脂肪酸的碳链较长，可降低胆固醇。

而且，鱼肉的无机盐、维生素含量比较高。海水鱼和淡水鱼都含有丰富的磷、钙、铁等无机盐。鱼肉还含有大量的维生素 A、维生素 D、维生素 B_1、维生素 B_3。这些都是人体需要的营养素。

另外，鱼肉的肌纤维比较短，蛋白质组织结构松散，水分含量比较多，因此，肉质比较鲜嫩，和禽畜肉相比，吃起来更觉软嫩，也更容易消化吸收。所以，正是由于鱼类具有高蛋白、低脂肪、维生素、矿物质含量丰富，口味好、易于消化吸收的优点，因此，特别适合儿童、老人、准妈妈和体弱的人食用。

这里，我们要特别提一下深海鱼。其实深海鱼的蛋白质含量与一般鱼类相同，也是一种低脂肪、高蛋白的食物。关键在于，现在的环境污染极其严重，河鱼体内大都残留致癌的毒素和重金属。而海鱼的生存环境相对要好很多，深海鱼类更是如此，因为它们被污染的概率要小很多。所以，也就是说，从食品安全的角度来看，我们更推荐大家吃深海鱼。只是，深海鱼比如马鲛鱼、吞拿鱼、三文鱼和沙丁鱼等，它们也往往价格不菲。如果只考虑营养价值，大家多吃一些海鱼和河鱼也是一样的。

对于处于生长发育期的孩子，我们建议大家吃一些比较肥的鱼，比如鲑鱼、鲭鱼。这些肥鱼的鱼油含量比较高，而鱼油里面含有丰富的 ω-3 脂肪酸，对大脑的生长起着非常关键的作用。因为大脑超过 60% 以上的成分是由脂肪组成的，而其中 ω-3 脂肪酸占到了一半。所以，多吃一些肥鱼有益智补脑的作用。但是美国食品药品监督管理局曾经警告，避免给孩子吃大型掠食性鱼类，包括鲨鱼、旗鱼、金鲭鱼、方头鱼等，因为它们汞含量较高。所以这一点大家也要引起注意。

大家还要注意的是，吃鱼也有一些注意事项，否则很容易出问题。

首先，空腹吃鱼可能会导致痛风。痛风是由于嘌呤代谢紊乱导致血尿酸增加而引起组织损伤的疾病，而绝大多数鱼本身富含嘌呤，如果空腹大量摄入含嘌呤的鱼肉，却没有足够的碳水化合物来分解，人体酸碱平衡就会被破坏，容易诱发痛风或加重痛风病患者的病情。所以，那些喜欢只吃菜不吃主食的人需要引起注意。

其次，吃生鱼片的时候我们也要当心感染。很多人都喜欢吃生鱼片，因为生鱼片肉质鲜嫩，味道鲜美，但是吃生鱼片对肝脏不利，鱼肉中有很多寄生虫，吃生鱼片可感染肝吸虫病，严重者可诱发肝癌。目前我国仅在广东省，就有数以百万计的肝吸虫患者，其中不少人正是因为生吃鱼虾而染病。这并不是说生鱼片就不能吃了，只是希望大家对此有足够的认识。当我们万一出现疲乏、上腹不适、消化不良、腹痛、腹泻、肝区隐痛、肝肿大、头晕等症状时，就要去医院检查了。

海苔：能提升免疫力的理想零食

很多女孩子都喜欢吃海苔，可是大家对海苔有多少了解呢？其实，海苔的前身就是紫菜。紫菜烤熟之后质地脆嫩，入口即化，特别是经过调味处理之后，添加了油脂、盐和其他调料，就摇身变成了美味的海苔。海苔吃起来很方便,营养保健作用也相当好。

大家应该能感受到，在日本和韩国，紫菜一直都是人们餐桌上的常客。不论是紫菜饭团，还是紫菜丝泡饭，都相当常见。10年以前，海苔在日本的消费量已达到每年 18.5 万吨，相当于每人每天食用 4.1 克。相比之下,中国人吃紫菜的数量就少得多了,很多人一年到头也吃不到一片。虽然我们不吃也活得好好的,可是,假如能够适当吃一点，对健康会更有益处。尤其是喜欢吃零食的人，可以放心多吃一些海苔，它热量很低，纤维含量却很高，几乎不会让人发胖，营养也很丰富，是理想的零食。

海苔浓缩了紫菜当中的各种 B 族维生素,特别是维生素 B_2 和维生素 B_3 的含量十分丰富，还有不少维生素 A 和维生素 E，以及少量的维生素 C。海苔中含有 15% 左右的矿物质，其中有维持机体正常生理功能所必需的钾、钙、镁、磷、铁、锌、铜、锰等,其中硒和碘的含量尤其丰富,这些矿物质可以帮助我们维持机体的酸碱平衡，有利于儿童的生长发育，对老年人延缓衰老也有帮助。不仅如此，它在提高免疫力方面的作用也可圈可点。

早在 20 世纪 90 年代，研究人员就发现海苔可杀死癌细胞，提升免疫力。海苔中所含的藻胆蛋白具有降血糖、抗肿瘤的作用，其中的多糖具有抗衰老、降血脂、抗肿瘤等多方面的生物活性。海苔中所含的藻朊酸，可清除人体内的毒性金属，如锶和镉等，能有效预防神经老化，调节机体的新陈代谢。此外，海苔能预防和治疗消化性溃疡，延缓衰老，帮助女士保持皮肤润滑健康。相信看到这里，很多女孩子一定对海苔开始动心了。

不过，尽管海苔的营养价值很高，保健效果也不错，可是脾胃虚寒、容易腹胀的人就不宜多吃。这是因为海苔的前身紫菜味甘、咸，性寒。当然，夏天我们可以吃海苔以消暑热，患有高血压、结核病、脚气病的人及肺热多痰的人也适合多吃海苔。

而且，海苔毕竟是经过加工的食品，含有盐、酱油这些附加调味品，所以盐分比较高。因此，需要控盐的人，比如血压高的人，也要适当克制调味海苔的食用量。另外，海产品中的碘含量也非常丰富，过多的碘可能会诱发甲状腺癌。所以，建议大家在选择海苔做零食的时候，尽量选择低钠、无盐者，并且要控制零食的量，一次最好不要超过 50 克。我们也可以选择做紫菜包饭、紫菜汤来摄取营养，减少盐的摄入量。

水果：免疫力的天然能量库

苹果：常吃可减肥瘦身、少生病

西方有句谚语是这么说的："一天一个苹果，医生不来找我。"这是因为苹果的营养价值很高，含有多种营养素。苹果中含有15%的碳水化合物及果胶，维生素A、维生素C、维生素E及钾和抗氧化剂等含量也很丰富。显而易见，苹果能够提高我们的免疫力，所以吃较多苹果的人远比不吃或少吃苹果的人感冒概率要低。因此，很多科学家和医师把苹果称为"全方位的健康水果""全科医生"。

苹果里面所含的多酚及黄酮类天然化学抗氧化物质，可以及时清除体内的代谢垃圾，降低血液中的中性脂肪含量，而中性脂肪是造成血管硬化的罪魁祸首。所以，多吃苹果对预防心脑血管疾病尤为重要。

更重要的是，苹果中的这种多酚，能够抑制癌细胞的增殖。而黄酮类物质是一种高效抗氧化剂，它不但是最好的血管清理剂，而且是癌症的克星。假如人们多吃苹果，患肺癌的概率能减少46%，得其他癌症的概率也能减少20%。此外，苹果中的原花青素能预防结肠癌。

除了多酚及黄酮类物质能够抗氧化之外，苹果里含有的槲皮素也有同样的作用。而且和其他蔬菜水果相比，苹果里的槲皮素是最好的，而红苹果中的槲皮素又比黄苹果和绿苹果好。所以，对老年痴呆症和帕金森综合征患者来说，苹果是非常好的食物。

对想要减肥瘦身的人来说，苹果也是极好的选择。和其他水果相比，苹果提供的脂肪可忽略不计，它几乎不含蛋白质，提供的热量很少，平均每 100 克苹果中只有 50 千卡热量。而且它含有丰富的苹果酸，能使积蓄在体内的脂肪有效分散，从而防止体态过胖。

现如今空气污染比较严重，多吃苹果可改善呼吸系统和肺功能，保护肺部免受空气中的灰尘和烟尘的影响。所以深受雾霾影响的我们，更应该多吃一些苹果。

由于苹果性平，所以大多数人都可以吃，特别是婴幼儿和中老年人。但是，溃疡性结肠炎的病人不宜生吃苹果，尤其是在急性发作期，由于肠壁溃疡变薄，苹果质地较硬，又加上含有 1.2% 粗纤维和 0.5% 有机酸的刺激，很不利于肠壁溃疡面的愈合，而且可能因为机械性刺激而诱发肠穿孔、肠扩张、肠梗阻等并发症。白细胞减少的病人、前列腺肥大的病人也不适合生吃苹果，以免使症状加重或影响治疗结果。冠心病、心肌梗死、肾病、糖尿病患者及平时有胃寒症状的人也要少吃苹果。

此外，苹果不要与牛奶一起食用，因为苹果中的果酸会使牛奶中的蛋白质变质，引起结石；苹果还不能跟干贝一起吃，否则可能引起腹痛。

至于怎样吃苹果，也是有讲究的。中医认为人体在上午是脾胃活动最旺盛的时候，此时吃苹果效果最好。吃苹果时要细嚼慢咽，这样不仅有利于消化，更重要的是对减少人体疾病大有好处。但是，我们尽量不要空腹吃苹果，因为苹果所含的果酸和胃酸混合后会增加胃的负担；也不要在饭后马上吃苹果，以免影响正常的消化。

猕猴桃：防病抗衰的水果之王

说猕猴桃是水果之王一点也不夸张，因为它营养价值极高。每 100 克猕猴桃含糖 14 克，蛋白质 1.6 克，钾 320 毫克，钙 56.1 毫克，铁 1.6 毫克，磷 42.2 毫克，镁 19.7 毫克，同时还富含胡萝卜素、叶酸、维生素 C 和维生素 E 等，尤其是维生素 C 含量高达 300 毫克，是等量柑橘类的好几倍，一颗猕猴桃能提供一个人一天维生素 C 需求量的 2 倍多。由于维生素 C 有提升免疫力的效果，所以猕猴桃是可以帮我们提高机体免疫功能的。

猕猴桃之所以被认为是一种免疫辅助剂，主要是由于其含有大量的维生素 C 和抗氧化物质，但它的功效远不止如此。现在我们已经证明猕猴桃含有一种抗突变成分谷胱甘肽，有利于抑制诱发癌症基因的突变。猕猴桃中含有的多糖类物质具有预防细菌感染的能力。而金黄色的猕猴桃比青绿色猕猴桃含有更多的维生素 C 与维生素 E，具有缓解感冒症状的效果，尤其是维生素 E，可调整性腺功能，提高免疫力。猕猴桃中还含有相当高的 5– 羟色胺（血管收缩剂），对人体有镇静作用。而且猕猴桃中含有丰富的钾，它对神经系统非常有好处，可以帮助我们很快恢复精神，消除紧张疲劳，另外猕猴桃含有大量的矿物质，特别是对高温天气下补充人体因体育锻炼造成的电解质损失十分重要。

尤其值得一提的是，猕猴桃对育龄女性来说是很好的营养食品，它能够帮助胎儿发育。因为猕猴桃含有高达 8% 的叶酸，有“天然叶酸大户”的美誉。叶酸是一种水溶性 B 族维生素，对细胞的分裂生长及核酸、氨基酸、蛋白质的合成起着重要的作用，是胎儿生长发育不可缺少的营养素。如果孕前或怀孕初期常吃猕猴桃，有助于防止胎儿各类发育缺陷和先天性心脏病。猕猴桃中还含三种天然的抗氧化营养素：胡萝卜素可以提高人体免疫力，有助于胎儿眼睛的发育；丰富的维生素 C、维生素 E 能够提高身体的抵抗力，促进人体对糖分的吸收，让胎儿获得营养。此外，猕猴桃所含的酚类、糖类物质以及矿物质对人体修护细胞膜、提高免疫细胞活性都有重要作用。

所以，准妈妈们在怀孕前或怀孕的前 3 个月，有条件的话可以多吃一些猕猴桃。同样，老人、儿童、体弱多病的人也可以每天吃一些。

不过，由于叶酸和维生素遇高温易分解，所以猕猴桃生吃或者榨汁喝比较好。而且，猕猴桃也不是人人都适合吃的。由于猕猴桃性寒，所以脾胃虚寒的人应该慎食，经常性腹泻和尿频的人不宜食用，有先兆流产的人也应该忌食。

它也不是多多益善的，一般来说，每天吃 1 ～ 2 个就可以了，吃得太多人体也吸收不了，纯属浪费。而且，儿童吃猕猴桃过多有可能会引起严重的过敏反应。一般来说，只要不是空腹吃，其他任何时间段都可以吃猕猴桃。但晚上还是应减少水果摄入量，因为水果本身含糖高，太晚吃或是吃得过多容易导致血糖升高。猕猴桃尤其不要跟牛奶一起吃，因为维生素 C 容易与奶制品中的蛋白质凝结成块，不但影响消化吸收，还会使人出现腹胀、腹痛、腹泻的状况，所以食用富含维生素 C 的猕猴桃后，一定不要马上喝牛奶或吃其他乳制品。而且，猕猴桃最好等到熟透再吃，否则口感会比较差。

西红柿：蔬果兼备的防癌、抗氧化佳品

很多人都不知道西红柿应该归为蔬菜还是水果，这不重要，重要的是，不管它是蔬菜还是水果，你都需要它。我们人类需要它提供的丰富营养，更需要它强大的抗氧化功能。

那么，西红柿都有哪些营养呢？每 100 克西红柿含有蛋白质 0.9 克，脂肪 0.2 克，碳水化合物 3.3 克，维生素 B_2 0.01 毫克，维生素 B_3 0.49 毫克，维生素 C 14 毫克，维生素 E 0.42 毫克，钙 4 毫克，磷 24 毫克，钾 179 毫克，钠 9.7 毫克，碘 2.5 微克，镁 12 毫克，铁 0.2 毫克，锌 0.12 毫克，铜 0.04 毫克，锰 0.06 毫克。怎么样？西红柿的营养相当丰富吧。简单来说，如果每天吃 50 ～ 100 克西红柿，那么人体的维生素和矿物质需求基本上就可以满足了。

大家可以看到，西红柿的维生素 C 含量很高，所以它对于提升免疫力有重要作用。而且，西红柿含有丰富的番茄红素，这是一种类似于 β－胡萝卜素的抗氧化物质，具有增强人体免疫功能的作用。而且，番茄红素在提高机体免疫力方面比维生素 E 高 100 倍，对提升免疫力十分有效。

西红柿中含有丰富的抗氧化剂，而抗氧化剂可以防止自由基对皮肤的破坏，具有明显的美容抗皱的效果。西红柿中的番茄红

素还可以促进血液中胶原蛋白和弹性蛋白的结合，让肌肤充满弹性，所以爱美的女性不妨多吃一些。而且，西红柿不仅营养丰富，还具有较强的清热解毒、抑制病变功效，坚持每天吃 1 ～ 2 个新鲜的西红柿，可以起到防癌和辅助治疗癌症的作用。

尤其值得一提的是，电脑一族应该多吃西红柿，因为它可以帮我们防辐射。科学家们已经发现，被辐射后的皮肤中，番茄红素含量减少 31% ～ 46%，其他成分含量几乎不变。所以，长期经常食用西红柿及西红柿制品的人，受辐射损伤较轻，由辐射所引起的死亡率也较低。

相信大家看到这里已经可以得出一个结论，西红柿帮我们提升免疫力的强大功效，主要得益于番茄红素这种有“植物黄金”美称的物质。番茄红素是自然界中最强的抗氧化剂，它的抗氧化作用是胡萝卜素的 2 倍，具有极强的清除人体自由基的作用，能够促使细胞的生长和再生，起到延缓衰老的作用，同时也会有提高免疫力、预防癌症的作用。

不过，大家如果想要摄取足量的维生素 C，可以在夏天生吃西红柿；而熟吃西红柿，更多的是获取其中的番茄红素。因为西红柿经过加热后，番茄红素会发生转化，其释放量能增加 5 倍，而且更易被吸收。

由于维生素 C 相对更容易获得，所以建议大家还是把西红柿做熟了吃，这样提升免疫力的效果会更好。尤其是老人，更建议吃熟的西红柿。而脾胃虚寒及月经期间的女性，则不要生吃西红柿。胃不好的人也不要生吃，因为生西红柿含有可溶性收敛剂等成分，会与胃酸发生反应，凝结成无法被溶解的块状物，从而引起胃肠胀满、疼痛等。

除了不要生吃西红柿之外，我们还不能吃没有成熟的生西红柿。那种带青色的西红柿中含有大量的特殊有毒物质,即番茄碱。微量的番茄碱对人体的影响不是很大，但是如果食用过多，就会导致中毒，严重的话还会危及生命。

调味品：用量小、能量大，功效不容小觑

大蒜：首屈一指的杀菌抗癌明星

自古以来，大蒜就是我国民间的健身佳品。而且现在美国国家癌症研究中心（NCI）也认为，在目前世界上的抗癌潜力植物中，大蒜位居榜首。他们发现大蒜对结肠癌和胃癌的治疗效果明显，这是因为大蒜中含有一种亚硝胺阻断剂，能抑制亚硝胺形成，长期吃大蒜或大蒜制品可大大降低胃癌的危险性。现在，你是不是对大蒜另眼相看了？

还不止如此呢，要说到食物中天然的杀菌明星，也是非大蒜莫属。大蒜含有几十种有益的成分，包括：33 种硫化物，17 种氨基酸，以及锗、钙、铁、钾、镁、硒、锌，以及维生素 A、维生素 B_1、维生素 C 等，都是人体不可或缺的营养素。尤其值得一提的是大蒜中含有的硫化物，也就是大蒜素，具有极强的抗菌消炎作用，对多种球菌、杆菌、真菌和病毒等都有抑制和杀灭作用，是当前发现的天然植物中抗菌作用最强的一种。

除了强力杀菌之外，大蒜中这种神奇的大蒜素，还具有提升淋巴细胞活性的作用，并且随着大蒜素浓度增高，淋巴细胞活动的频率也随之升高，这说明大蒜可增强人体的免疫力。而且，大蒜可以同时提高机体的细胞免疫功能、体液免疫功能以及非特异性免疫功能，帮我们构筑一道天然的健康防护屏障，使人体免于病毒、细菌、污染物质及疾病的攻击，清除人体新陈代谢后的产

物，修补系统受伤的组织，从而达到预防各种疾病的目的。所以，大蒜在提升免疫力方面功劳卓越。

而且，大蒜可以降低血糖，预防糖尿病。因为它可以促进胰岛素的分泌，增加组织细胞对葡萄糖的吸收，提高人体葡萄糖耐量，迅速降低体内血糖水平，并且能杀死诱发糖尿病的各种细菌，从而有效预防和治疗糖尿病。它还可以防止心脑血管中的脂肪沉积，诱导组织内部脂肪代谢，抑制血栓的形成和预防动脉硬化。大蒜中的微量元素硒，通过参与血液的有氧代谢，可清除毒素，减轻肝脏的解毒负担，从而达到保护肝脏的目的，等等。

除此之外，大蒜还能预防感冒、抗疲劳、抗衰老、抗过敏、使精力旺盛等，真可谓神通广大。

但是，大家需要注意的是，如果你不是把大蒜当作调味品，而是用它来提升免疫力预防癌症，那么最好生吃。大蒜之所以能有这么出色的功效，是因为它含有蒜氨酸和蒜酶这两种有效物质。蒜氨酸和蒜酶各自静静地待在新鲜大蒜的细胞里，一旦把大蒜捣碎，它们就会互相接触，从而形成一种没有颜色的油滑液体——大蒜素。

大蒜素有很强的杀菌作用，它进入人体后能与细菌的胱氨酸发生反应，生成结晶状沉淀，将细菌所必需的硫氨基生物中的 SH 基破坏掉，使细菌的代谢出现紊乱，使其无法繁殖和生长，从而达到有效杀菌的目的。

可是，大蒜素遇热时会很快失去作用，所以要生吃才有提高免疫力的作用。因此，如果想达到最好的保健效果，吃大蒜最好捣碎成泥，而不是用刀切成蒜末。并且要先将其放置 10 ～ 15 分钟，让蒜氨酸和蒜酶在空气中充分结合，产生大蒜素后再吃。

最后想要提醒大家的是，大蒜虽有杀菌解毒、抗癌健体的功效，然而中医认为它属于湿热之品，同时也有刺激性，能刺激肝、肺、胃及眼睛，所以肝热或肝炎患者、脾胃火大的人、眼睛痛或有炎症的人以及非细菌性腹泻患者、正处于服药期间的病人要谨慎食用。

红辣椒：强化抗衰老能力

对无辣不欢的人来说，这可能是则好消息：一般来说，红色蔬果都会帮我们提高免疫力，红辣椒在其中绝对是值得一提的。因为辣椒就是维生素 C 的宝库，其维生素 C 的含量比橙子更高。每 100 克新鲜的红辣椒中，维生素 C 含量为 144 毫克，居新鲜蔬菜的首位。大家注意，我们强调的是红辣椒，因为红辣椒比青辣椒要多含 2 倍左右的维生素 C，多含 9 倍以上的维生素 A。正是因为辣椒富含这些强大的抗癌武器，所以它能帮助我们阻止癌细胞的繁殖，提高人体的抵抗力。

辣椒之所以这么辣，是因为它含有辣椒素，这种辣椒素有行血、散寒、解郁、健胃的功效。所以适当地吃辣椒可以促进唾液分泌，使食欲增加。红辣椒里面还含有对人体有益的类胡萝卜素，对增强人的视力、防止夜盲症很有效。红辣椒中还含有植物性化学物质番辣椒素，能清除鼻塞，使呼吸道畅通无阻。

理论上，我们吃越多红辣椒，越能强化个人对抗老化的能力。因为它富含抗氧化剂维生素 C 和 β－胡萝卜素，这些抗氧化剂能中和自由基，从而起到保护身体的作用。但是，一般来说，红辣椒这种食物比较适合生活在四川等潮湿地区的人食用，北方干燥地区的人食用后，上火、气虚等症状会比较严重。而气虚最为明显的表现，就是免疫力降低。

而且，出于种种原因，我们每个人对辣的接受度是不一样的。吃的辣菜能让自己微微出汗就是最佳状态。微辣的菜，每天可以有一道，吃得过多反而会危害人体健康。因为过多的辣椒素会剧烈地刺激胃肠黏膜，引起胃痛、腹泻，并使肛门烧灼刺痛，诱发胃肠疾病，促使痔疮出血。体质本身不适合吃辣的人，最多一周吃一次或者干脆不吃。那么，到底哪些体质的人不适合吃红辣椒呢?

中医认为，辣椒味辛性热，入心、脾经，有温中健胃、散寒除湿的功效，主治冷感、身体困倦、肢体酸痛等症。由于它是辛味食物，所以具有很大的发散作用，吃多了容易耗气，因此，红辣椒吃多了，反而会使人觉得浑身无力、容易疲倦。

所以，气虚的人不能多吃辣，因为辣椒具有的发散作用会使这类人大量出汗，虚上加虚。而平时阴虚火旺的人，易出现口干舌燥、咽喉肿痛、便秘等现象，所以，虽然红辣椒吃起来很过瘾，可是图一时之快的后果就是让阴虚火旺的症状严重好几倍。此外，火热病、高血压、肺结核、咽喉炎、食管炎、胃肠炎、胃溃疡以及痔疮等患者，都应该少吃或不吃辣椒。

而且，吃辣还要看季节。最适合吃辣的是冬天，因为冬天寒冷而辣椒有助于升高体温。最不适合吃辣的季节，并不是炎热的夏季，而是秋季。因为中医有五味入五脏的说法，即酸入肝、辛入肺、苦入心、咸入肾、甘入脾，而秋天正是容易肺燥的时候，尤其不适合吃辣。另外，不管什么季节，吃辣椒最好是在中午，因为这时候肠胃的消化能力比较强，晚上吃辣则容易导致胃溃疡等疾病。

枸杞子：保肝益肾我最强

作为一味功效卓著的传统中药材，枸杞子在中国人的生活中占有重要地位，我们会把它煲汤、煮粥、泡茶，还会用它做成各种美味的食疗佳品。由于中医认为它是滋补养人的上品，有延衰抗老的功效,所以又名“却老子”。今天我们用现代医学的观点来看，会发现它真的并非浪得虚名。

临床体外试验表明，枸杞子对胃腺癌细胞有明显抑制作用，因为它能抑制癌细胞 DNA 合成，干扰癌细胞分裂，使得癌细胞再殖能力下降。所以，枸杞子对癌细胞的生成和扩散有明显的抑制作用。另外，枸杞子还可以减轻化疗的毒副作用，防止白细胞减少，调节免疫功能。而且，枸杞提取液能够明显抑制血清过氧化脂生成，使血中谷胱甘肽过氧化物酶活力增高，具有延缓衰老的作用。所以，吃一些枸杞子，不但可以帮我们增强机体功能，促进健康恢复，而且能提高机体的抗病能力，抵御病邪的侵害。

枸杞子中含有 14 种氨基酸，并含有甜菜碱、玉蜀黄素、酸浆果红素等特殊营养成分，具有不同凡响的保健功效。对大部分现代人来说，枸杞子最实用的功效，可能就是抗疲劳和降低血压。

此外，枸杞子能够保肝，降血糖，软化血管，降低血液中的胆固醇、甘油三酯水平，对脂肪肝和糖尿病患者具有一定的疗效。所以，体型比较肥胖的人群尤其适合吃一些枸杞子。

而且，枸杞子含有丰富的胡萝卜素、维生素 A_1、维生素 B_1、维生素 B_2、维生素 C 和钙、铁等对眼睛有益的营养素，故擅长明目，所以俗称“明眼子”。历代中医治疗肝血不足、肾阴亏虚引起的视物昏花和夜盲症，常常使用枸杞子。学生一族和整天盯电脑的白领一族，也不妨多喝一些枸杞水。

枸杞子虽然具有很好的滋补和治疗作用，但也不是所有的人都适合服用。由于它温热身体的效果相当强，所以正在感冒发烧、身体有炎症、腹泻的人最好别吃。另外，有酒味的枸杞子已经变质，就不要吃了。

不管多好的滋补品，都不要过量食用，枸杞子也不例外。虽然很多关于枸杞子毒性的动物实验证明，枸杞子是非常安全的食物，里面不含任何毒素，可以长期食用。但是一般来说，健康的成年人每天吃 20 克左右的枸杞子比较合适；如果想起到保健食疗的效果，每天吃 30 克左右也就够了。

大家吃枸杞子的方法，一般都是泡水、煲汤或煮粥。但从食用方法上来说，直接嚼着吃更有利于发挥枸杞子的保健效果。因为受水温、浸泡时间等因素的影响，枸杞子只有部分药用成分能释放到水或汤中。直接用嘴嚼，对枸杞子营养成分的吸收会更加充分。还有一点就是，不要随意用枸杞泡酒，因为实际上枸杞子并不适合和过多性温热的补品，比如桂圆、红参、大枣等一起吃，也不适合拿来泡制药酒。

饮品类：不知不觉喝出好身体

茶：自然清新强健身体

喝红酒的人不容易感冒，喝茶的人也一样不容易患流感。哈佛大学的免疫学者发现，连续两周每天喝 5 杯红茶的人，体内会产生大量的抗病毒干扰素，其含量是不喝茶的人的 10 倍，这种可以抵抗感染的蛋白可以有效帮助人体抵御流感；同时，还可以减轻食物中毒、伤口感染、脚气甚至是疟疾的症状。当然，喝绿茶也具有同样的效果，可是喝咖啡就没有这样的作用。所以，中国人喜欢喝茶是个很好的习惯，可以有效地预防流感、发热等常见病。

喝茶的好处当然不仅这些，它还可以促进体内新陈代谢，消除体内自由基，防止细胞老化，从而起到强化免疫系统功能的作用。由于人体衰老的过程就是人体正常细胞被氧化的过程，也就是说，人体组织中自由基含量过剩时，细胞的正常功能就会遭到破坏，从而加速机体的衰老。而茶多酚有极强的清除过剩自由基的功效，可大大提高机体的免疫功能。它还能通过提高人体免疫球蛋白总量，并使其维持在高水平，刺激抗体活性的变化，从而提高人的总体免疫能力。

此外，茶多酚还可以通过调节免疫球蛋白的数量和活性，间接抑制或杀灭各种病原体，如伤寒杆菌、肺炎双球菌、痢疾杆菌、流感病毒、腮腺炎病毒、麻疹病毒、疱疹病毒、艾滋病毒等。所以，显而易见，茶多酚可以有效提高人体的抵抗力。茶多酚只存在于茶树中，在六大类茶中，绿茶是唯一没经过发酵工艺处理的，所以茶多酚得以最大量保留，当然其他品种的茶中，茶多酚和维生素 C 含量也相当高。

而且，茶叶中含有一种特殊的化学物质叫烷基胺抗原，这种物质也存在于某些细菌、肿瘤细胞、寄生虫和真菌中。由于平时喝茶时，人体接触到了烷基胺抗原，所以一旦含有这种物质的疾病来临，人体就能够抵抗，这跟接种疫苗的原理相似。同时，茶叶中也含有大量的氨基酸，这也是人体提高免疫力的坚强后盾。所以，只要每天喝上几杯茶，不管是红茶或是绿茶，都能够提高你自己的免疫力。

当然，喝茶也是有禁忌的。假如你是肠胃寒凉的人或者老人，就不适合喝浓酽的茶，因为茶偏凉，过量会引起肠胃不适。假如你是女性，经期最好不要多喝茶。因为茶中含有较多的鞣酸，会与食物中的铁分子结合，形成大量沉淀物，妨碍肠道黏膜对铁分子的吸收。茶越浓，对铁吸收的阻碍作用就越大，特别是餐后饮茶更为明显。因此，女性以及患有贫血的人，即使在平时，也最好少喝浓茶。假如你是神经衰弱者或者饱受失眠困扰的人，临睡前不宜喝茶，因为茶有兴奋中枢神经的作用。假如你是正在哺乳的女性，也要少喝茶，因为茶对乳汁有收敛作用。另外，不管你是任何人，都不要用茶服药，也不要空腹喝茶。

泡茶也有讲究。由于绿茶的芽叶细嫩，冲泡时不能用沸水，80℃开水即可。冲泡时不必盖上杯盖，以免产生热闷气，影响茶汤的鲜爽。冲泡红茶宜用刚煮沸的水，并盖上杯盖，以免香味“逃逸”。英国人常将红茶加上牛奶和糖饮用，在我国一些地方，也有将红茶加糖、奶、芝麻饮用的习惯，这样既能暖身，又可增添营养，大家不妨一试。

另外，冲泡出来的头遍茶，最好不要喝。因为茶叶在栽培与加工过程中受到农药等有害物的污染，茶叶表面总有一定的残留。冲泡太久的茶，尤其是隔夜茶不要喝。新茶也要少喝，因为新茶存放时间短，含有较多的未经氧化的多酚类、醛类及醇类等物质，对人的胃肠黏膜有较强的刺激作用，容易诱发胃肠病。存放不足半个月的新茶，更是不能喝。

牛奶：仅次于母乳的提升免疫力佳品

牛奶之所以被称为“白色血液”，是因为它的营养十分丰富。牛奶中含有 100 多种对人体有益的物质，营养价值极高，人体需要的所有营养素几乎都能在牛奶中找到，而且它所含的营养非常均衡。

每 100 克牛奶所含营养素包括：热量 54.00 千卡、蛋白质 3.00 克、脂肪 3.20 克、碳水化合物 3.40 克、维生素 A 24.00 微克、维生素 B_1 0.03 毫克、维生素 B_2 0.14 毫克、维生素 B_3 0.10 毫克、维生素 C 1.00 毫克、维生素 E 0.21 毫克、钾 109.00 毫克、钙 104.00 毫克、磷 73.00 毫克、钠 37.20 毫克、镁 11.00 毫克、铁 0.30 毫克、锌 0.42 毫克、硒 1.94 微克、铜 0.02 毫克、锰 0.03 毫克、胆固醇 15.00 毫克，这还只是其中主要的一部分。

大家应该对氨基酸不陌生。组成人体蛋白质的氨基酸有 20

种，其中有 8 种是人体本身不能合成的（婴儿有 9 种，比成人多的是组氨酸），这些氨基酸称为必需氨基酸。我们摄入的蛋白质中如果包含了所有的必需氨基酸，这种蛋白质便叫作完全蛋白质，关于这一点，我们已在前面讲过。而牛奶中的蛋白质，就是完全蛋白质。所以，牛奶的营养价值不仅高，而且易于消化吸收。

最难得的是，牛奶是人体钙的最佳来源，而且钙磷比例非常适当，有利于钙的吸收。大家要知道，大自然中的钙是以化合态存在的，只有被动、植物吸收后形成具有生物活性的钙，才能更好地被人体所吸收利用。牛奶中含有丰富的活性钙，是人类最好的钙源之一。1 升新鲜牛奶所含活性钙约 1250 毫克，居众多食物之首，约是大米的 101 倍、瘦牛肉的 75 倍、瘦猪肉的 110 倍，它不但含量高，而且其中的乳糖能促进人体肠壁对钙的吸收，吸收率高达 98%，从而调节体内钙的代谢，维持血清钙浓度，增进骨骼的钙化。由于吸收好对补钙是特别关键的，所以牛奶补钙有其独有的优势。

正因为牛奶中的营养物质不仅种类齐全，而且含量丰富，所以对人体免疫功能具有一定的调节作用。牛奶中的微量元素不仅可以增强机体免疫力，还具有促进生长、延缓衰老、抑制有害微生物生长等作用。牛奶对维护免疫功能的正常运转，有着其他类型的饮品所无可取代的作用。所以，作为提升免疫力的首选食品，牛奶受到越来越多现代人的推崇。

尽管牛奶对身体健康有着无可替代的重要作用，但是，还是有一些人群不适合喝牛奶的。

首先就是乳糖不耐受者。有些人体内严重缺乏乳糖酶，因而使摄入体内的牛奶中的乳糖无法转化为半乳糖和葡萄糖供小肠吸收利用，而是直接进入大肠，使肠腔渗透压升高，使大肠黏膜吸入大量水分；此外，乳糖在肠内经细菌发酵可产生乳酸，使肠道 pH 值下降到 6 以下，从而刺激大肠，造成腹胀、腹痛、排气和腹泻等症状。坏消息是，几乎 90% 的华人都有乳糖不耐受的症状。但好消息是，假如每次喝牛奶都控制在 200 毫升以内，就没问题。只有极少数人完全不能喝牛奶，那他们就只能放弃，否则容易腹泻、胃胀。

除此之外，经常接触铅的人、牛奶过敏者、反流性食管炎患者、腹腔和胃切除手术后的患者、肠易激综合征患者、缺铁性贫血患者、乳糖酸缺乏症患者、胆囊炎患者、胰腺炎患者、结石患者都不太适合喝牛奶，如果想要喝，一定先征求医生的意见。

需要提醒大家的是，虽然老年人特别需要补钙，可还是不适合喝太多牛奶，因为牛奶能促进老年白内障的发生。牛奶含有 5% 的乳糖，极易沉积在老年人眼睛的晶状体中，并影响其正常代谢，而且蛋白质易发生变性，导致晶状体透明度降低，从而诱发老年性白内障的发生，或者加重其病情。这不是说老人不能喝牛奶，而是不要为了补钙喝太多，要控制好量。

而且，对于所谓的“高钙奶”，大家选购的时候也要谨慎。有些厂家为了提高牛奶含钙量，在天然牛奶中加入了化学钙，但这些化学钙并不能被人体吸收，久而久之在人体中沉淀下来，甚至会造成结石。所以大家选择高钙奶的时候，要看好高钙奶包装上的配料表中是否有“乳钙”标记，同样的高钙奶，其本质有很大的差异。对钙质成分标注不明或标注两种以上钙质的高钙奶，最好别买，否则对身体有害无益。

牛奶加蜂蜜是非常好的搭配，并有治疗贫血和缓解痛经的作用。但是蜂蜜遇热营养会受破坏，所以煮牛奶时不要加蜂蜜，需要等待煮熟离火后稍凉凉再加。在单独加热牛奶时不要煮沸，更不要久煮，否则会破坏营养素，影响人体吸收。科学的方法是用旺火煮奶，奶将要开时马上离火，然后再加热，如此反复 3 ～ 4 次，既能保持牛奶的养分，又能有效地杀死奶中的细菌。假如是用塑料袋包装的牛奶，千万不要长时间浸泡在热水中加热，这样会破坏牛奶中的营养成分，而且在高温下，塑料袋中的一些化学成分容易分解，产生对人体有害的物质。

至于牛奶的正确喝法，大家可能都听过一种说法，“不要空腹喝牛奶”，倒不是说这样有多大危害，而是会影响吸收。假如喝牛奶的时候吃一些淀粉类食物，比如小蛋糕、小饼干，可以延缓牛奶在胃中的停留时间，使牛奶与胃液中消化酶进行酶解作用，然后缓慢地排到肠道，便于肠道吸收利用。另外，喝牛奶的时候尽量小口喝，让牛奶与唾液消化酶充分接触，让牛奶在消化道中停留更久，也有助于养分吸收。

适合和牛奶搭配的是蜂蜜，而不是果汁。不管是果汁还是水果，其中的酸性物质和牛奶酪蛋白结合，都会发生凝结沉淀，难以被人体消化吸收。尤其是橘子，大家一定不要和牛奶一起吃。此外，还不能和牛奶搭配的是菠菜，因为牛奶含有丰富的蛋白质和钙，菠菜含有草酸，两者同食会结合成不溶性草酸钙，极大影响钙的吸收。最后，千万别拿牛奶代替水服药，否则两者有可能发生化学反应，产生对身体有害的物质。

酸奶：防止肠道菌群失调，肠道好免疫力才会好

和纯牛奶相比，酸奶之所以能帮助我们提高免疫力，主要是因为其中的乳酸菌。酸奶是由纯牛奶发酵而成的，除了保留鲜牛奶的全部营养成分外，在发酵过程中乳酸菌还可以产生人体所必需的多种维生素，如维生素 B_1、维生素 B_2、维生素 B_6、维生素 B_{12} 等。在营养丰富的基础上再加上乳酸菌，这就使得酸奶有了很好的增强免疫的功效。

我们每天吃的食物在肠内被细菌分解之后，除了产生养分之外，还会产生有害物质，而这些有害物质又在肠道里被吸收，进而对人体各器官细胞和组织造成损害，造成抵抗力降低，让人感染疾病。我们的肠道内生活着数量惊人的细菌，其中有好菌、坏菌和不好不坏的中性菌。

一般来说，年轻人、健康人群肠内的乳酸菌、双歧杆菌和酵母等好菌数量占优势，自然能够给予免疫系统强大的刺激，使其充满活力。但是上了年纪以后，肠内的好菌会日益减少，没有一个人能够例外，因而我们也就无法避免免疫机能的日益衰弱。所以，为了不让免疫机能过快衰弱，我们需要保持肠内好菌的数量与质量。

肠内好菌越多，我们的免疫机能就越高，这是因为好菌能够刺激体内的各种防御因子，让它们具有活性。当坏菌侵入人体时，好菌也会负起保护身体之责。所以抑制肠内坏菌的繁殖，提高免疫力，使人体免受坏菌的感染是很重要的，而乳酸菌在这方面的表现非常出色。

乳酸菌可以自行产生天然抗生素，具有干扰病毒繁殖的功效，它可以帮我们维护肠道菌群生态平衡，形成生物屏障，抑制有害菌对肠道的入侵。而且，通过产生大量的短链脂肪酸，酸奶可促进肠道蠕动及菌体大量生长，改变渗透压，从而防止便秘。通过抑制腐生菌在肠道的生长，酸奶抑制了腐败物质所产生的毒素，使肝脏和大脑免受这些毒素的危害，防止衰老。通过抑制腐生菌和其他坏菌在肠道的生长，它也抑制了这些菌所产生的致癌因子，拥有了防癌、提高免疫功能的效果。

尤其是病人和大病初愈的人，更要喝一点酸奶。因为一般来说，无论是手术后，还是急性、慢性病愈后的人，为了治疗疾病或防止感染都曾服用或注射了大量抗生素，使肠道菌群发生很大改变，甚至一些有益的肠道菌也统统被抑制或杀死，造成菌群失调。所以大病初愈的人喝酸奶，对身体恢复有着其他食物不能替代的作用，大家千万别忘了。

只是，大家也要注意，酸奶固然好，但也不是多多益善的。很多女孩子喜欢喝酸奶，甚至把它当成了饮料，每天喝好几瓶，这样做没有什么坏处，但也没有必要。其实早上一杯牛奶、晚上一杯酸奶（125 ～ 250 毫升）就可以了。胃酸有杀菌功效，因此，最好不要在空腹时喝含有益生菌的酸奶，一般选择饭后 0.5 ～ 1 小时喝效果比较好。为了保留酸奶所含益生菌的活性，喝酸奶前最好别加热。

酸奶之所以能有强大的提高免疫力的功能，主要靠里面千千万万的菌，只有冷藏才能将活菌很好地保留下来。所以酸奶需要在 4℃下冷藏，在保存中酸度会不断提高而使酸奶变得更酸，如果保存条件好，酸奶不会变坏，否则酸奶会变质。夏天天热时购买酸奶一定要看卖奶的人有没有冰柜，否则很难保证酸奶的质量。夏季可以现买现喝，冬季如果嫌凉，可以在室温条件下放置一定时间后再喝，但最好不要加热喝。

除此之外，酸奶跟其他食物、药物也不可以随意搭配。虽然酸奶和很多食物搭配起来都很不错，特别是早餐配着面包、点心，有干有稀，口感好，还营养丰富。但是，酸奶千万不要和香肠、腊肉等高油脂的加工肉品一起食用。因为加工肉品内添加了亚硝酸，会和酸奶中的胺形成亚硝胺这种致癌物。酸奶如果和腌制品食物同食，最好配上新鲜水果，这样可以防止致癌物质亚硝胺的形成，因为水果里的维生素 C 会优先与腌制品里的亚硝酸发生反应。酸奶也不宜与氯霉素、红霉素等抗生素、磺胺类药物同服，因为它们可杀死或破坏酸奶中的乳酸菌，使它失去保健作用。

这里我还想向大家澄清一个事实，酸奶并不是越稠越好。很多人都认为酸奶越稠越好，但其实很多很稠的酸奶只是因为加入了各种增稠剂，如羟丙基二淀粉磷酸酯、果胶、明胶。过多的增稠剂虽然满足了口感，但对身体没有什么好处。

基本上，酸奶是老少皆宜的，老人、病弱者、女性和幼儿都适宜食用；身体虚弱、气血不足、营养不良、皮肤干燥、肠燥便秘的人以及患有高胆固醇血症、动脉硬化、冠心病、脂肪肝、消化道癌症等病症者更适合多喝一点。但是，虽说酸奶滋阴补虚，但胃酸过多的人不要多喝；而且由于酸奶有轻泻作用，婴儿也不适合多喝。

红酒：防病、抗氧化，“醉翁之意”在此

一提起红酒，大家可能想到的就是法国、浪漫、烛光晚餐之类的概念。可是，法国人喜欢喝红酒可不仅仅是因为它色泽漂亮、口感丰富。一旦碰到个头疼脑热，法国人会第一时间想到红酒。一杯温热的红酒，不但能对付感冒，还能改善经期虚冷症，这都要归功于红酒增强人体免疫力的作用。

不知道大家身边有没有经常喝红酒的人，如果有，你们可以观察一下，他们很少出现感冒症状，原因是常见感冒病毒在红酒的作用下会丧失活力。红酒中的苯酚类化合物，能在病毒表面形成一层薄膜，使其难以进入人体细胞，从而达到防治感冒的效果。而且，红酒中含有糖、氨基酸、维生素、矿物质，这些都是人体必不可少的营养素，更重要的是它们可以直接被人体吸收。对于长期处于空调房内、缺乏运动的白领，经常饮用适量红酒对提高免疫力会有很大帮助。

而且，红酒里还含有丰富的功能超强的抗氧化物，它们不仅能够中和身体所产生的自由基，保护细胞和器官免受氧化，令肌肤美白、有光泽，还能够防止动脉内的低密度胆固醇氧化。这个氧化过程被认为是心脏病的根源，因为氧化的低密度胆固醇最终会在血管中形成很大的阻塞，让人中风或心肌梗死。而红酒呢，可以防止这种动脉硬块的形成。所以每周喝上大约200毫升红酒，就能抑制动脉硬化与血管内膜增生的速度。

此外，由于大部分人都可能与胃病打交道，所以我们都可以借助红酒来预防胃溃疡。因为适度喝红酒，会降低一个人感染幽

门螺杆菌的风险，而幽门螺杆菌被认为是胃溃疡的罪魁祸首。但是，假如你已经患了胃溃疡，就不应该再喝酒了，包括红酒。因为酒精可能刺激溃疡部位的神经，增加疼痛感。

总而言之，由于葡萄的营养很高，所以以葡萄为原料的葡萄酒也蕴藏了多种氨基酸、矿物质和维生素，这些物质都是人体必须补充和吸收的营养。葡萄酒中含有的对人体有益的成分已知的大约就有600种，葡萄酒的营养价值由此也得到了广泛的认可。可是要说它到底对我们有哪些营养价值，那还真的难以一一列举。

因为红酒的成分相当复杂，它是经自然发酵酿造出来的果酒，含量最多的是葡萄果汁，占80%以上，其次是经葡萄里面的糖分自然发酵而成的酒精，一般在10%～13%，剩余的物质超过1000种，比较重要的有300多种。红酒中其他重要的成分还包括酒酸、矿物质和单宁酸等。这些物质所占的比例不高，却是酒质优劣的决定性因素。质优味美的红酒，是因为它们能呈现一种组织结构的平衡，使人在味觉上有无穷的享受，同时也给健康带来非常好的作用。

不过，红酒再好，它也含有酒精，所以肝功能不正常的人，喝红酒最好谨慎一些。而糖尿病、严重溃疡病患者，是不适合喝红酒的。即便是适合喝红酒的人，每次也不要超过150毫升，小酌一点即可，不要太贪杯。

蜂蜜：营养丰富、易吸收，提升免疫力佳品

在物质资源极其丰富的今天，我们日常生活中的营养品越来越多，而蜂蜜因为得来太容易，它的保健作用往往被忽视。事实上，这种并不昂贵的食物，对身体的益处简直是数不胜数，有非常好的养生功效，可以帮我们很好地提高免疫力。

苏联学者曾调查了200多名百岁以上的老人，其中有143人是养蜂人，证实他们长寿与常吃蜂蜜有关。蜂蜜促进长寿的机制较复杂，是对人体的综合调理，而非简单地作用于某个器官。而且，蜂蜜中含有的多种酶和矿物质，发生协同作用后，可以提高人体免疫力。蜂蜜还是人体细胞最好的捍卫者，能预防心脑血管疾病。

蜂蜜的营养成分极为复杂，其中已鉴定出的物质达到180余种，它含有葡萄糖和果糖70%左右，还含有蛋白质、无机盐、有机酸、多种维生素，以及钙、镁、钾、磷等物质，另外还有一些我们尚未研究清楚的营养成分。

《神农本草经》中说蜂蜜“安五脏，益气补中，止痛解毒，除百病，和百药，久服轻身延年”。《本草纲目》中说蜂蜜“和营卫，润脏腑，通三焦，调脾胃”。现代医学则认为，蜂蜜对神经衰弱、高血压、冠心病、动脉硬化、糖尿病、肝病、便秘等有很好的疗效。而且，蜂蜜中的葡萄糖和果糖跟普通白糖不同，不需要经人体消化，能够直接被人体肠壁细胞吸收利用，因此不会加重胃肠负担，这对儿童、老年人以及病后恢复者来

说尤为重要。

优质蜂蜜在室温下放置数年不会腐败，这说明它的防腐作用极强。实验证实，蜂蜜对链球菌、葡萄球菌、白喉杆菌等革兰阳性菌有较强的抑制作用。所以我们在处理伤口时，把蜂蜜涂于患处，可减少渗出、减轻疼痛，促进伤口愈合，防止感染。多喝点蜂蜜水，也可以帮助我们抗菌消炎、促进组织细胞再生。

但是，刚才我们已经提到了，蜂蜜的营养成分非常复杂，正因为这样，蜂蜜更容易跟其他食物发生反应。所以我们吃蜂蜜的时候也要注意搭配。

蜂蜜不可以跟生葱一起吃。蜂蜜中的有机酸、酶类遇上葱中的含硫氨基酸等，会发生有害的生化反应，或产生有毒物质，容易给我们的身体带来伤害。

蜂蜜不能与豆腐一起吃。豆腐味甘、咸，性寒，能清热散血，与蜂蜜一起吃易导致腹泻。同时蜂蜜中含有多种酶类，豆腐中含有多种矿物质、植物蛋白等，二者一起吃对人体的生化反应不利。

蜂蜜不能与韭菜一起吃。韭菜含维生素 C 丰富，容易被蜂蜜中的矿物质铜、铁等离子氧化而失去作用。另外，蜂蜜可通便，韭菜富含纤维素而导泻，二者一起吃容易引起腹泻。

豆浆、蜂蜜不宜一起冲服。豆浆蛋白质含量比牛奶还高，而蜂蜜主要含有 75% 左右的葡萄糖和果糖，还含少量有机酸，两者搭配时，有机酸与蛋白质结合产生变性沉淀，不能被人体吸收。

蜂蜜不能用沸水冲饮。蜂蜜含有丰富的酶、维生素和矿物质，如果用沸水冲饮，不仅不能保持其天然的色、香、味，还会不同程度地破坏它的营养成分，因而最好用不超过60℃的温水冲饮。

此外，蜂蜜不宜跟孜然一起吃，否则容易上火伤肝、眼红肿；蜂蜜和鲫鱼一起吃会中毒；蜂蜜和大米一起吃会胃痛；蜂蜜和茭白一起吃会引发痼疾；蜂蜜和茶一起喝会影响消化吸收。

食物巧搭配，免疫力提升效果倍增

我们吃东西的时候，不可能这一顿只吃白菜，下一顿只吃豆腐，而往往都是把很多食物搭配在一起组成一顿饭。不过，这食物跟食物之间可不是随便搭配的。错误的搭配不仅会让食物失去营养，甚至还会让身体受到危害；而正确的搭配就可以让我们获得更多的营养，可提升免疫力。那么，该如何搭配才能提高免疫力呢？

我们还是要饮食均衡，每天基本要保证 1 个鸡蛋、50 克豆类、100 克瘦肉、150 克水果、250 克牛奶（或豆浆）、300 克粮食、450 克蔬菜。这是以平衡膳食为基础的基本参考数值，大家可以根据自己的胃口和习惯进行调整，但至少要保证每天能够摄入足够的营养。除了不挑食、不偏食之外，大家还要尽可能地让食物种类多样化，多选择一些食物种类。现在我们就来看看把哪些食物搭配在一起吃能提升免疫力。

鱼 + 豆腐

作用：补钙，可预防多种骨病，如儿童佝偻病、骨质疏松症等。

原理：豆腐含大量钙质，若单吃，其吸收率较低，但与富含维生素 D 的鱼肉一起吃，对钙的吸收与利用能起到更佳的效果。

猪肉 + 菠菜

作用：防治贫血。

原理：猪肝富含叶酸、维生素 B_{12} 以及铁等造血原料，菠菜也含有较多的叶酸和铁，两种食物同食，一荤一素，食补效果加倍。

羊肉 + 生姜

作用：冬令补虚佳品，可治腰背冷痛、四肢风湿疼痛等。

原理：羊肉可补气血、温肾阳，生姜有止痛、祛风湿等作用，二者同食，生姜既能去腥膻等味，又能有助羊肉温阳祛寒。

鸡肉 + 栗子

作用：补血养身，适于贫血之人。

原理：鸡肉可以造血疗虚，栗子重在健脾。栗子烧鸡不仅味道鲜美，造血功能更强，尤以老母鸡烧栗子效果更佳。

鸭肉 + 山药

作用：补阴养肺，适于体质虚弱者。

原理：鸭肉补阴，并可消热止咳；山药的补阴作用更强，与鸭肉伴食，可消除油腻。二者同食可以很好地养肺。

醋 + 香蕉

作用：能降血压，平稳血糖，抑制高胆固醇。

原理：每天吃两次“醋 + 香蕉”可以增强白细胞功能，提升免疫力。

瘦肉 + 大蒜

作用：促进血液循环，消除身体疲劳、增强体质。

原理：瘦肉中含有维生素 B_1，与大蒜的大蒜素结合，不仅可以提高维生素 B_1 的析出量，还能促进血液循环，并消除身体疲劳，增强体质。

芝麻 + 海带

作用：美容，防衰老。

原理：因为芝麻能改善血液循环，促进新陈代谢，降低胆固醇；海带则含有丰富的碘和钙，能净化血液，促进甲状腺素的合成。二者同食则美容、抗衰老效果更佳。

豆腐 + 萝卜

作用：有利消化。

原理：豆腐富含植物蛋白，脾胃弱的人多食会引起消化不良，而萝卜有很强的助消化能力，二者同煮可以使豆腐的营养被大量吸收。

红酒 + 花生

作用：有益心脏。

原理：红酒中含有阿司匹林的成分，花生米中含有益的化合物白藜芦醇，二者同吃能预防血栓形成，保证心血管健康。

大豆 + 大蒜

作用：让免疫力倍增。

原理：美国癌症协会的最新一项研究表明，大豆配合大蒜，能让免疫力增强 10 倍，防癌效果更佳。

我们正确、巧妙地搭配食物，既能达到营养互补、增强营养保健功效的目的，还能避免食用相克、不宜搭配在一起的食物，从而保证我们的饮食对健康无害，何乐而不为呢？

05 合理运动，修复生命的一切不完美

运动是后天提升免疫力的重要途径。适当运动能给予免疫系统良性刺激，从而提升免疫力。经常不运动的人往往免疫力低下，其生病率与死亡率都要远远高于经常运动的人。想要提升免疫力，就要多运动。运动对提升免疫力的效果如何，取决于我们的运动习惯、运动种类、运动强度以及年龄、性别、体质等诸多因素，所以运动也是有讲究的。若因运动不当导致免疫力不升反降，那就得不偿失了。

想长寿，要运动

比尔·盖茨曾说过：没有任何一件东西比健康更重要。的确，与健康相比，名利都只能名列其后。而保持健康最好的方法是运动，这是毋庸置疑的。生命在于运动，坚持体力劳动，经常进行体育锻炼，常常能够使人至老不衰，这是很多人长寿的秘诀。

美国癌症协会花了20年的时间，进行了一项称为“历史上生与死的关系”的研究，他们通过对百万人的调查，得出了这样一个结论：“你平时过的是什么样的生活，决定你会得什么样的病死亡。如果想长寿，就要运动。”

然而，近年来，世界科技及经济快速成长发展，使得人类生活水准不断提高，然而其副产物如空气污染、噪声等使自然环境逐渐恶化。生活在城市中的人，精神紧张，工作繁忙，以车代步，每天拖着疲惫的身体回家后，就往沙发上一靠。如此日积月累，不良的行为在不知不觉中成为习惯，体力体能就逐渐衰退，“三高”人群和脂肪肝、心脏病、脑梗患者越来越多，人们的生命健康随时遭受各种疾病的威胁。这些人最缺的肯定不是营养，而是运动。

世界卫生组织的调查表明，健身运动能让人获得直接和间接的收益。

世界卫生组织亚洲西太平洋地区主任曾在“世界健康日”召开的新闻发布会上说，每日运动可以使患心脏病的概率降低50%，使患糖尿病的概率降低50%。如果结合健康饮食和不吸烟，患各类癌症的概率将降低 70%。此外，每日运动还可以有效防治骨质疏松、高血压、腰背疼痛和忧虑症等疾病。运动不仅可以强身防病，而且可以治疗疾病。

在我们平时运动的时候，会有各种挥胳膊伸腿的动作，这些动作既能锻炼肌肉、关节、筋骨，使人健壮，又能促进血液循环、增加肺活量、增强消化机能。我们在运动过程中，总会有汗水排出体外，这有助于排出代谢产物和体内毒素，使内脏机能更加健全。所以，在运动过程中，人们能够使机体对外界的适应能力变得更强，从而提高了自身免疫能力。我们都知道，经常在户外劳动和运动的人以及喜欢冬泳的人都是特别不容易感冒的。

而且，当人处于运动状态时，体内会产生一种化学物质，而这种化学物质能让人精神饱满，情绪高昂，处于一种乐观、积极向上的状态。而这种快乐不仅有益于人的情绪稳定，心态健康，也有助于人体保持身心健康，达到提升免疫力、延年益寿的效果。

总而言之，经常运动可以使体重减轻，进而改善胆固醇，可以降低胆固醇的危害；而且对心脏有许多好处，包括可以改善血压、血糖、血栓和发炎等，能够预防心血管疾病的发生，还有助于减缓动脉硬化。病理学家通过几千例案例发现，脑力劳动者动脉硬化的发生率是 4.5%，而体力劳动者的发病率只有 1.3%。

运动可以增强新陈代谢，改善循环、呼吸、消化等各个系统的功能。运动对中枢神经系统的功能，有特别良好的影响。比如爬山时，我们行走在田间户外，野外广阔的空间、新鲜的空气、绿色的树木野草，都会使人神清气爽。

传统的运动项目，还有一个突出的特点，就是在活动身体的时候，还特别强调“心静”，并要求用意念去配合身体活动。比如我们常见到的太极拳，这不仅有利于消除大脑的疲劳，而且可以加强大脑对全身活动的指挥和协调能力。

运动为免疫力保证适宜发挥作用的体温

体温偏低导致免疫力低下

大家都知道，我们健康人体的体温应该是在 36.5 ～ 37.1℃之间。然而大家有没有发现，随着时代发展，我们的体温正变得越来越低，甚至有的年轻女孩子已降到了 36℃以下？大城市里，有畏寒症的女性日渐增多，大家的体质越来越差。为什么会这样呢？因为体温会影响到我们的免疫力。

体温跟免疫力有什么关系呢？大家都知道，有些人生病或者感染会发烧，这属于病态。而正常情况下，运动和劳动会带来体温上升，这是生理性的。因此，生理性以外的体温升高是有害的。但是，体温升高又会杀死细菌。

比如，有研究人员发现，体温达到 41 ～ 42℃时，体内的细菌会死亡或停止增殖。所以，在医学史上就曾经人为地使人感染疟疾来治疗当时无法治愈的梅毒。而今天，临床医生也让一些病人不要轻易退烧，让他们用体温杀死细菌。而且，发热疗法在西医治疗癌症中有应用。他们认为，在 41℃以下人们可以获得发烧带来的若干好处，并且能提高免疫力。因为体温每上升 1℃，白细胞的活跃性便会提高，免疫力就会提升 5 ～ 6 倍。

当然，体温肯定不是越高越好的，大家也别走极端。

与此同时，体温的下降对生命毫无益处。

因为，我们的体温每下降 1℃，酶的活力便会降低 50%，因此人容易疲倦。体温每降低1℃，白细胞的免疫力便会减少37%。因此体温低的人，在季节更替时刻比较容易感冒。低体温会影响自主神经功能，让荷尔蒙失去平衡，所以女性月经不调或有经前综合征，可能与体温低有关。而且，低体温不易消耗热量，会让细胞的新陈代谢衰退、肌肤变差，体温每下降1℃，基础代谢量会减少12%，消耗吃进热量的能力就会变弱，所以就算吃相同的食物，低体温的人也容易发胖。低体温的人，手脚等末梢血管会紧缩，血液自然不易流通，更会因为心脏输送血液的力量减弱，使得全身的血液循环变差。

有患者听到我这样说时，可能会这样质疑："可是我们古话说春捂秋冻啊！"的确，古人要"春捂秋冻"，可是，也许这正是我们现代人秋冬季节容易感冒的原因之一。

大家得知道，古人跟我们相比，生活条件要恶劣一些，那时候夏天没有空调，整天在高温下烘烤。进入秋天之后，人体内热量充足，环境温度逐渐降低反而是对身体的一种锻炼，可促进身体的物质代谢，增加产热，提高对低温的适应力。但是现在我们呢？大热天的，有条件一定会开空调，以让自己感觉更加凉爽舒适，所以到了秋天我们对风寒的抵抗能力已经远远比不上古人，经不起冻了，所以秋天也不该冻着。

现在的我们，夏天有空调，冬天还有暖气，在温度舒适的屋子里待久了，出去一下子遇冷或遇热，身体就会感到无法适应，这样的情况在古人身上不大会出现。再加上现代人缺乏运动，更容易使体温偏低，导致免疫力下降。所以，古人总结出来的一些养生道理，对现代人不一定适用，这一点大家要引起注意。

现代人体温偏低多与缺乏运动有关

那么，为什么现代人的体温越来越低呢？这要从我们的体温是怎样产生的说起。体温是由体内产生的热量与散发到外界的热量二者之间的平衡所决定的。人在安静状态下产生的热量中，骨骼肌产生的占 20%，肝脏产生的占 20%，大脑产生的占 18%，心脏产生的占 11%，肾脏产生的占 7%，皮肤产生的占 5%，其他产生的占 19%。至于散热，皮肤散发的热量占到 70%，其他的热量散发包括肺部呼出二氧化碳、对食物和吸入的气体进行加热和大小便的排泄等。我们的体温最终是通过产热与散热的平衡来实现的。

而现代人体温下降，除了与盲目减肥、喝太多冰饮料、空调玩命用、压力太大有关之外，还有一个重要原因是“基本不动”。我们缺乏运动，所以造成身体的肌肉含量减少。因为肌肉是人体产生热量最大的器官，肌肉减少的话，体温、基础代谢及免疫力都会随之下降。古人的生活不那么方便，经常会有体力劳动或运动，可大家摸摸自己身上，有多少肌肉呢？

所以，适当的运动可以让体内自然产生更多热量，能强健体魄，调节人体的免疫功能，提高机体的抗病能力。人体内的免疫细胞，特别是其中的自然杀伤细胞，能预防病毒侵袭，它可以通过运动来促进分泌。而且，增加肌肉可以促进人体血液循环和新陈代谢，提高免疫力。尤其是那些手脚发冷，或者手脚发热但腹部冰冷、容易流汗和容易出现水肿的人，尤其应该多运动来提高免疫力。

既然运动是人类健康最好的投资，那么具体要怎么投资呢？接下来的内容，我们会给大家介绍几种常见的运动方法，大家可以根据自身具体情况，选择能够提升免疫力的运动项目。

健步走：简单安全益处多

轻松健步走，免疫系统更强健

大家都知道运动对身体好，都知道最好能每天锻炼身体。可是对工作繁忙的中青年人，尤其是每天披星戴月、加班加点的年轻人来说，要求他们通过每天运动来提高免疫力是不现实的。那么，如果你没有时间去游泳馆游泳，也没有时间去练习瑜伽，更没有时间去野外爬山，那就建议大家每天上下班的路上，或者中午出去吃饭的时候，尽可能地给自己留出一段路程，让自己走走，而不是全部以车代步。

因为，不管你的时间有多紧张，都不能完全不运动，至少也要走走路。尤其是久坐办公室的人群，特别容易出现腿胀、静脉曲张和痔疮等疾病，原因是身体下部的静脉瘀血，不易流回心脏。而散步能使下肢肌肉加强活动，有节奏地挤压静脉血管，促进血液循环，有利于血液迅速回心。所以，为了身体健康，你必须走动。

假如你是个工作狂，关心事业超过关心健康，那么也应该多走走。为什么呢？西方有句格言，叫作“散步出智慧”，无怪乎德国大诗人歌德说：“我最宝贵的思维及其最好的表达方式，都是当我散步时出现的。”事实上，散步真的有助于脑力劳动效率的提高。

因为，在风景秀丽、空气清新的地方散步，可以增强大脑皮层功能，使兴奋和抑制的调节过程得到改善，精神比较清爽。对整天在室内伏案工作的脑力劳动者来说，在户外空气新鲜的环境中散步是一种积极性休息，可以让原来十分紧张的大脑皮层细胞得到放松。这时候，大脑就像打开了阻抑想象力发展的闸门，各种各样的创造性思维一涌而出，任意奔腾飞翔，极其活跃。因此，在散步当时和散步以后，许多人会体验到脑力劳动的效率有不同程度的提高。因此，散步对消除脑力劳动的疲劳，提高学习和工作效率，都是有帮助的。

所以，不管是出于哪方面的考虑，再不喜欢运动的人，至少也要每天散散步，如果有条件而且身体状况允许的话，还可以尽量选择健走。

健走并不是单纯的走路，它是有节奏的健步走，会对人的大脑皮层造成一种单调而反复的刺激，能够促进大脑皮层抑制过程的发展，使工作累了的神经细胞得到充分休息。健走还是调整代谢的天然药物，它有助于促进代谢的正常化。因此，健步走可调节睡眠、防治失眠，更能让身体的免疫系统张弛有度。

掌握点技巧很重要

只是，健走可不是想怎么走都可以的，正确的姿势和合理的行走频率是提高健步走功效的关键。我们走的时候要抬头、提臀，不要驼背，双眼平视；肘关节自然弯曲，以肩关节为轴自然前后摆臂，手掌呈握杯状，同时腿朝前迈，注意双臂、双脚左右交替，向上手指与肩平，向下手指达裤线；脚尖指向正前方，自然向前迈步，脚跟先着地，缩紧腹部并微扭。

行走的步伐一定要保持轻快，健步走刚开始的 5 分钟内，我们用缓慢的步伐帮助自己暖身，接下来试着维持稍快的步伐，也就是每分钟 120 步以上，速度达到 5 ～ 6 千米 / 小时，运动期间心率最好能控制在 120 ～ 150 次 / 分，感觉运动中微微有点累和气喘比较合适，然后保持这样的速度走二三十分钟。我们应尽量使用腹式呼吸，并且用鼻子吸气、用嘴巴呼气。

需要注意的是，不是所有人的步速都是一样的，根据大家的不同需求，速度、距离、什么时候走都是不一样的。对于想减肥的人，步行的速度要快一点，假如身体状况允许，可以时速 10 千米；而对于体质较差、缺乏锻炼习惯的老年人，一开始频率要慢一些，然后循序渐进慢慢加快。

而且，中老年人在进行健步走锻炼的时候，要注意季节的变化。冬季天气寒冷，人的肌肉和韧带因血管收缩、黏滞性增加，而伸展度降低，关节的活动幅度也因此减小。所以，中老年人锻炼前一定要充分做好准备活动，否则会引起关节损伤，肌肉、韧带拉伤等。

此外，我们还要根据室外的气温变化来增减衣服；运动量不宜过大，以防出汗过多，否则碰上凉风就会很容易感冒；更不要穿着汗湿的衣服在冷风中逗留。所以，在秋冬季节进行锻炼时，中老年朋友不妨带个小背包，等身体发热后，可将外套放在包内，锻炼进入放松阶段之后，马上穿上外套，给身体保暖，慢慢降温，让身体有一个适应的过程。

慢跑：良性刺激免疫系统

在选择预防流感的运动中，跑步、爬山、健身操位居前三位。换句话说，跑步是最能预防感冒的。为什么呢？因为它能刺激免疫系统，提高我们的免疫力。

尤其是在冬天，多到空气清新的野外慢跑，是预防流感的最好方式，因为冬季室外的温度比较低，将人体温度提起来比较难，所以要通过持续的缓慢运动提升体温，而慢跑是最佳方式，因为慢跑时人体会吸入比平常多几倍至几十倍的氧气，使全身的脏器更好地运作，刺激免疫系统。而运动时建议多穿一点衣服，这样能更快地提升体温。

美国“慢跑之父”肯尼·古柏曾说过，慢跑的特质在“听任你的身体”，这就是慢跑的精髓所在。身体状况好时可多跑，不好时少跑或停跑，可以逐渐地改变一个人的体质，增强人体心、肺功能，加强肌肉的力量，防止和抵御疾病的袭击。

不运动、不外出会伤害我们的免疫力，而错误的运动方式，也对提升免疫力没有帮助。所以，我们跑步也要选择科学的方式。怎样跑步是最科学的？一次安全有效的运动应包括四个部分，即准备活动、跑步活动、肌力练习和整理活动。

第一，开跑前要进行身体检查，确定是否患有不宜跑步的禁忌证。老年人进行慢跑锻炼时要注意征求医生意见，量力而行。而患有心律不齐、心肌梗死、哮喘、血尿及坐骨神经痛等疾病者，跑步一定要遵医嘱。

第二，要选择适宜的场地。跑步的场地最好选择草地、林间小路等松软地带，不要在公路上跑，以防交通事故及过硬地面可能引起骨膜炎、腱膜炎。我们跑步时避免穿衣过多和出汗过快，也不要一出汗就脱衣服。天气不好的时候，比如过热、过冷、雨天路滑，都不宜进行室外跑步，有条件的可进行室内原地跑步或在跑步机上运动。

第三，在进行慢跑前，通常需要 5 ～ 10 分钟的准备活动。我们可以先慢跑 2 ～ 4 分钟，再做几节全身的柔韧性练习，也可快步走，并做些与伸展运动相结合的活动。

第四，在准备活动之后就可以开始慢跑锻炼。慢跑锻炼要注意保证质与量。所谓“质”就是锻炼中的心率要达到“有效心率范围”，也就是最高心率的 60% ～ 85%。简单的计算方法是用参数 180（或 170）减去自己的年龄，所得余数就是运动中应该达到的心率数。所谓“量”就是我们每次应进行 20 ～ 30 分钟跑步运动，或者走跑交替，每周最好运动 3 ～ 5 次。

第五，整理活动与肌力练习不容忽视。在慢跑结束后，我们不要突然停止或坐下、躺下，因为肌肉突然停止运动会妨碍血液回流到心脏，从而造成大脑缺血，锻炼者就会觉得头晕，甚至失去知觉。正确的做法是放慢速度，继续跑和走 3 ～ 5 分钟，同时做些上肢放松活动，让心率慢慢降下来。我们还可以在慢跑之后辅助增加一些肌力练习，进一步锻炼全身肌肉群。我们可做徒手或负重的肌力练习，比如俯卧撑、引体向上、仰卧起坐、俯卧挺身及举重等，最后再做几分钟的放松性柔韧练习。

当然，跑步也要注意循序渐进，运动量从小开始，逐渐增加运动时间和运动强度。我们只要每星期坚持慢跑四五次，并持之以恒，就一定会有益处。

最后需要提醒大家的是，人在刚运动完的短时间内，免疫力反而是下降的，所以跑完了以后，我们要注意保暖和补充营养。

爬山：到大自然中去提升免疫力

爬山可塑形、防病、延缓衰老

美国著名自然主义者约翰·缪尔在 19 世纪曾说过一句著名的话：“山峰在召唤，我必须去。”他积极倡导爬山，推动设立了美国著名的约塞米蒂国家公园。其实爬山不仅可以欣赏到美景，而且对人体健康大有裨益。那些经常在海拔高的地方活动的人，患缺血性心脏病的风险相对要低。

高海拔地区氧气含量低，这会促使特定的基因工作，这些基因会改变心脏肌肉工作方式。它们也会促进生成新的血管，为血液回流心脏创造新的“高速路”。因此，多爬山、常去海拔高的地方可以适当提高心脏的供血能力。当然，它的好处可不仅仅是这些。

爬山属于有氧运动，能使肌肉获得比平常高出 10 倍的氧气，从而使血液中的蛋白质增多，增加免疫细胞数量，提升免疫力，令体内的致癌物、有害物质、毒素等及时排出体外。

而且，人体的正常代谢中会产生自由基，而自由基会破坏人体细胞膜，溶解人体正常细胞，引起人体组织的衰老甚至变异。而氧气负离子可以有效结合自由基，使之排出体外。哪里的氧气负离子比较多呢？城市街道上氧气负离子的单位含量仅有 100 ～ 300，而山区森林中可达数万。所以，在大山中行走可以有效排出有害自由基，有益于延缓衰老。

假如大家能够坚持爬山这种增强下肢承受力的运动，就有助于改善关节功能，保持肌肉和运动器官的协调。另外，爬山还可以增加骨中矿物质的含量，减少骨质疏松性骨折的发生；可改善局部骨质的代谢，有利于刺激骨细胞的生长；在促进新陈代谢的同时，加快脂肪消耗，因此爬山也有塑形功效。

女孩子们不必担心经常爬山会使肌肉长大、腿变粗，因为爬山是有氧运动,对肌肉的刺激还不至于使肌纤维变粗。不仅如此，由于在爬山动作中，你的臀大肌和股四头肌将得到有效锻炼，所以对减少腿部脂肪、塑造上翘的臀部很有帮助。不论上山还是下山，臀部的臀大肌、臀中肌和小腿的肌肉群都要发力，所以爬山对腿部和臀部的塑形有非常好的效果。

我们这里所说的爬山与专业登山不同，不需要昂贵的装备，不需要高深的理论，更不需要事前进行艰苦训练，所以我们不必担心自己不够专业。

并非所有人都适合爬山，讲究技巧很关键

爬山也并非想象中动动双腿那么简单，里面蕴含着很多知识与技巧，步步都是学问。

在爬山前，大家应该做些简单的热身活动，尤其是身体比较弱的人。然后我们要按照一定的呼吸频率，逐渐加大强度，避免呼吸频率在运动中发生突然变化。爬山的高度和时间应根据自己的体力和平时活动情况而定。爬山时坡度不宜过大，时间不宜过长，速度不宜过快，以身体没有不良反应、无明显气喘为度。如

果感觉疲劳，或者有心慌、胸闷、出虚汗等状况，我们应该立即停止运动，就地休息，千万不可勉强坚持。

在上山过程中，我们锻炼的主要是大腿前部的股四头肌。动作是膝盖由弯曲（小于 90 度）到伸直（180 度）的过程，同时小腿的胫骨前肌（小腿正前方）、腓肠肌和比目鱼肌（小腿后侧）起到稳定支撑的辅助作用。而下山的时候，膝盖由伸直到弯曲，主要发力部位是大腿后侧的腘绳肌。由于上山时小腿肌肉群已经得到充分锻炼，下山时还要继续发力，容易吃不消造成下肢不稳定，所以下山的时候最危险，这也就是所谓的“上山容易下山难”。建议大家充分休息后再下山，让这部分肌肉得以恢复。而在爬山过程中，全脚掌着地是最省体力的方式，用前脚掌或脚后跟着地则是错误的方法。

另外，清晨习惯爬山的人们也要注意了，早晨是人体血液黏稠度最高的时候，也是心脑血管病发作的高峰时段。我们爬山前哪怕是不渴也要喝一杯水，既可以稀释血液，又可以减轻运动时的缺水。我们爬山时也要注意随时补充水分，最好是含有适当糖分及电解质的饮料，可以减轻疲劳感，尽快恢复体力。

我想很多人都有这样的经历：在爬山之后，第二天小腿胀痛，甚至不会走路，心里默默地说下次再也不爬山了。造成小腿疼痛的原因是长期不运动，偶尔做一次剧烈的运动，肌肉就会分泌过多的酸，导致疼痛症状。这时候我们可以用毛巾热敷，促进腿部肌肉的血液循环，加快乳酸代谢，在氧的供应充分的时候乳酸会重新分解为二氧化碳和水，也就是进行彻底的有氧氧化，酸痛感便可随即消失。

当然，我们都知道爬山是一项耗费体力的运动，所以这项运动并不是人人适宜。尤其是对于老人，在准备爬山前最好先检查一下身体，如果患有心脏病，最好不要选择爬山。因为在爬山的过程中体力消耗较大，血液循环加快，会加重心脏的负担，容易诱发心绞痛、心肌梗死。想要爬山的老人们，一定要与他人同行，找一些坡度较为平缓的山道慢慢爬，中途最好多休息几次，并带上预防冠心病突发的急救药。另外，患有癫痫、眩晕症、高血压、肺气肿的病人也不宜爬山。

游泳：既增强心肺功能又提升免疫力

游泳让心肺强有力，提高人体抵抗力

游泳几乎是夏天最受欢迎的运动了，即使不会游泳的人也愿意泡在游泳池里扑腾两下。我们都知道游泳的好处很多，不仅可以让我们在夏日感觉凉爽，还可以减肥、塑形。但是很多人不知道游泳可以促进心肺功能的提高，同时可以增强耐力，提高肺活量，更重要的是，游泳能够直接影响到一个人的免疫力。这个秘密你知道吗？

为什么说游泳可以提升免疫力呢？可能很多人对此会感觉比较费解。这是因为游泳池中的水温常常是 26 ～ 28℃，在水中浸泡的过程中，人体散热快，耗能大。为了能够尽快补充身体散发的热量，以保证冷热平衡，神经系统便会快速做出反应，使人体新陈代谢加快，增强人体对外界的适应能力，抵御寒冷。尤其是经常进行冬泳的人，由于体温调节功能比较发达，就会很少出现伤风感冒的症状。因此游泳可以提高人体对疾病的抵抗力和免疫力。

大家应该都有经验，我们在水中运动时，身体的各个器官都参与其中，耗能多，血液循环也随之加速，以便于供给运动器官更多的营养物质。所以游泳有助于塑造体形。但更重要的是，随着血液流动加快，心脏负荷会增加，其跳动频率加快，收缩强而有力。经常游泳的人，会有明显的心脏运动性增大，心脏收缩有力，血管壁厚度增加、弹性加大，每搏输出血量增加。所以，游泳可以锻炼出一颗强而有力的心脏。

有关节问题的患者也应该经常去进行游泳锻炼，在水中运动时，可以借助水的浮力来减少身体的重力，进而减少关节处所承受的压力。同时，想要运动还需要克服水的阻力，这对肌力就有一定的要求。所以说，对那些有关节疾病同时又需要通过肌力训练来保护关节的人来说，游泳是一项不可多得的锻炼方式。

游泳不仅对成年人有强身健体的功效，对婴儿来说也一样。日本的Central Sports研究所的相关人员曾经对带小孩去泳校学游泳的700名监护人做了一项调查。他们发现，有73.5%的家长感觉到学习游泳之后小孩不再感冒了。从小孩在泳校的在学年数来看，不满一年的小孩家长有61.8%的人有此感受，在校3年以上的小孩家长有此感受的人数则猛增到94.2%。可见，坚持游泳有助预防感冒。此外，61.7%的家长认为小孩身体不适的情况变少了。游泳不仅有助于婴儿预防感冒，还对肌肉、关节、肺活量都有帮助。婴儿在未出生前，都是泡在妈妈的羊水里，所以婴儿都非常识水性，不同年龄段的婴儿都可以学习游泳。

掌握这些技巧，安全畅快游泳

但是，游泳也是有一些注意事项的。

首先，在我们欢快畅游之前，一定不要忘记做好热身活动再下水。因为水温通常比体温低，因此，下水前必须做准备活动，否则体温急剧下降，会导致抵抗力减弱，引起感冒、咽喉炎等身体不适。

其次，游泳之前不要太饱，也不要太饿。空腹游泳会影响食欲和消化功能，人也会在游泳中发生头昏乏力等意外情况。饱腹游泳也会影响消化功能，还会产生胃痉挛，甚至让人产生呕吐、腹痛现象。

再次，也不要在剧烈运动后马上游泳，否则会使心脏负担加重。

最后，喜欢游泳的女性，一定不要在月经期游泳。月经期间女性生殖系统抵抗力弱，游泳容易使细菌进入子宫、输卵管等处，引起感染。

不管是炎热的夏天还是寒冷的冬天，做一个远离感冒的健康人其实很简单，每天花半个小时的时间去游泳，就能避免很多麻烦。不过所有的运动都不能过量，游泳也一样。游泳时间过长，身体的热量会大量流失，体温调节功能会遭破坏，导致皮肤血管收缩，小静脉扩张，血液流速缓慢甚至停滞在皮下静脉中。因此，游泳一般不要超过 2 小时。

羽毛球：让人反应快、身体好、免疫力提升

长期久坐的你们，在突然站起来的时候，会不会出现眼睛干涩、全身僵硬的状况，甚至摇晃脑袋时能听到骨头“咔吧咔吧”的声音？有这样的反应的人，是身体在告诉你，你该运动了。为了健康，你最好每天运动。这时候我会建议上述这类人群选择打羽毛球。有人说羽毛球运动是一项能够让人眼明、手快、全身得到锻炼的体育项目，我觉得这种说法非常贴切。

前几天我就遇到了一个典型例子，患者是一位年轻姑娘，做编辑的，显然要长期坐办公室。几个月前她发现，每天早晨起来都觉得腰疼，可是过了 10 分钟左右，腰疼感又消失了，一天也不会有什么不舒服的感觉。最初一个月左右，她一点都没有把它放在心上，认为一定是床上铺的东西太少了，而木板床太硬，把身体硌到了。于是，她就特意买了一个垫子。可她躺下之后，除了觉得睡眠状况好点外，早晨起来后仍然腰疼，而且好像也越来越严重了，在电脑前坐不到 1 小时就觉得腰疼得难以承受！怎么办呢？这可不是小事情了！这时候，她坐不住了，来医院检查，我给她的诊断结果是腰肌劳损，建议她多锻炼锻炼身体。

做什么活动比较好呢？就打羽毛球吧。这种活动基本没有场地的限制，金钱投资也很少，就是每天投资半小时的时间而已。于是，她和老公约好，每天下班后打半小时的球。二人惊奇地发现，不到一周，已经有四个月左右的腰痛病就这样好了。

打羽毛球为什么可以治疗腰肌劳损呢？因为在运动中，我们

需要运用手腕和手臂的力量握拍和挥拍，还要充分活动踝关节、膝关节、胯关节等部位，做出滑步、踮脚和弓箭步等各种步态，所以对全身肌肉和关节的锻炼也是很充分的。我们在捡球、接球的过程中，不断地弯腰、抬头等动作，使腰部、腹部的肌肉也能得到充分锻炼。

那么打羽毛球为什么可以让人眼明手快呢？这是因为在打球过程中，需要经常观察对手挥拍情况和高速飞行中的球，经验丰富的人能像武林高手一样，在对手击球的一瞬间看清楚球拍翻转变化的微小动作。这就是所谓的“眼明手快”。运动中的羽毛球速度很快，这就要求对方球员的眼睛紧紧追寻高速飞行的球。眼部睫状肌不断收缩和放松，大大促进了眼球组织的血液供应，从而改善了睫状肌功能，长期锻炼就能提高人的视觉灵敏度和眼睛的反应能力。

对羽毛球普通爱好者，尤其是中老年人和过度使用眼睛的人来说，如果能坚持练习，视觉敏感度将会明显提高。

有人认为，打羽毛球似乎不累，其实它同篮球、网球、乒乓球一样，是个比较消耗体力的运动项目，技术占 40%，体力占 60%，哪怕是天寒地冻的冬季，一场球打下来都会大汗淋漓，春天、秋天就更厉害了。打羽毛球对身体起到调整和平衡的作用，能够促进新陈代谢，对预防心血管病、强身健体非常有益。同时在我们打羽毛球的时候，需要用手、肩膀协调出动，拼命抽球，你的头要抬、肩要动。我们每天坚持打球 1 小时以上，骨质增生将很难形成，颈椎、肩周病也会远离你。

美国大学运动医学会（ACSM）曾提出，要达到全身减肥的目的，每天应该做 30 分钟以上，每分钟心率为 120 ～ 160 次的中低强度有氧代谢运动。对于普通羽毛球爱好者来说，这恰恰相当于一场低强度单打比赛的运动量。所以，长期打羽毛球，除了能使心血管系统和呼吸系统功能得到加强外，减肥功效也是很显著的。

那么，既然我们已经知道羽毛球也是一项运动量相对比较大的运动，那么在运动过程中如果技术动作合理、准确，不但运动起来省劲、舒服、漂亮，而且不易受伤。相反，技术动作不规范、不符合人体生理特点的话，就会造成人体损伤。比如，假如上肢击球动作僵硬、用力不合理、不符合生理特点，就容易造成肩关节受伤。做上网步法时，如果前脚掌着地、重心前冲，髌骨就容易受伤。

除此之外，我们在选择羽毛球运动的时候，要注意不能选择场地湿滑、过硬、不平、有异物的地方，以免运动过程中造成崴脚的现象。鞋袜也要合适，鞋子不能过大或者过小，鞋底也不能过硬。建议穿比较宽松的衣服，这样才能杜绝安全隐患，让自己享受到打羽毛球带给自己身心的快乐感受。

跳舞：强身健体又提升气质

我们都知道，跳舞的人往往特别有魅力，身上有一种迷人的气质。不过，跳舞带给舞者的远远不止这些。很多美国人认为，舞蹈是世界上最好的安定剂。这是因为适量跳舞能缓和神经肌肉的紧张，从而获得安神定志的效果。不仅如此，它除了能怡养情操，更能锻炼身体，提升免疫力。

跳舞可增强免疫系统功能

跳舞是一种有氧运动，它可以直接刺激机体的免疫系统，免疫系统通过其复杂的识别系统感受运动时机体内环境的变化，从而激发一系列免疫反应，包括产生特异的抗体、增强自然杀伤细胞的活性、白细胞和致敏的淋巴细胞增多、免疫调节因子、肿瘤坏死因子等细胞因子释放，从而维持机体内环境新的稳定。而长期反复适宜的运动刺激，可以使机体的免疫状态始终维持在一个较好的水平。

在运动量合适的舞蹈运动过后，我们体内的白细胞数量会有显著性增加，免疫球蛋白水平也都有显著性增加。所以，多做跳舞这样的有氧运动，可以增加机体的抗病能力。但是一般来讲，一次运动对免疫系统机能的影响是暂时的，只有经常参加体育活动才能对免疫系统产生持久的作用，从而增强机体免疫功能，预防疾病的发生。

舞蹈的形式比较多，比如交谊舞、迪斯科是人们在日常生活中比较常用的舞蹈形式，年轻人跳的比较多。而新近比较流行的广场舞和街头秧歌舞，颇受中老年人的青睐。尤其是广场舞，它的参与者特别多。

由于广场舞爱好者主体人群是 40 ～ 65 岁的中老年女性，她们跳舞绝对不仅是锻炼身体，更是为了陶冶情操，平缓心情，而且还是社交的重要渠道。所以，很多退休的大妈都是广场舞迷，每天晚上都要去锻炼一个多小时。跳广场舞可以增加肌肉的血流量，使肌肉、肌腱、韧带的弹性、延展性处在良好状态，更能调节身体脏器和免疫系统，从而延缓衰老、控制体重、消除疲劳、提高免疫力和身体代谢平衡，避免肌肉萎缩、关节僵直或组织器官功能退化等，好处非常多。

掌握安全注意事项，快乐跳舞

跳广场舞有一些需要注意的地方。第一，运动量不能过大，否则会降低免疫力。第二，由于大妈们跳舞时常选择在清晨或傍晚较为寒凉的时间段，加上运动时出汗受凉，所以容易导致肩周炎的发生，因而建议广大中老年女性跳广场舞的时候，可以戴上护肩。第三，在跳舞前和跳舞过程中，切忌饮食过饱或喝太多水，以免加重消化系统负担，诱发腹痛。第四，夏天气温高、气压低，患有高血压和心脏病的人，跳广场舞时要随身携带药片，一旦不适，要及时服药缓解症状。第五，每次跳舞时间也不要太长，要根据自身状况决定时间长短，最好是每隔半小时休息一下。

和其他运动一样，自我感觉是掌握运动量和运动强度的重要指标。跳舞时，不要把自己累得上气不接下气，心跳不要跳得很快很慌。如果我们轻度呼吸急促、感到有点心跳、周身微热、面色微红、津津小汗，这表明运动适量；如果有明显的心慌、气短、心口发热、头晕、大汗、疲惫不堪，就表明运动过量了，得给自己减量。

跳舞不仅是成年人的专利，孩子更应该跳，因为舞蹈能促进少年儿童的生长发育。据统计，同样性别、同样年龄的少年儿童，参加舞蹈训练的比不参加舞蹈训练的，身高平均要高 4 ～ 8 厘米。舞蹈训练能够改善少年儿童的形体，可使身体变得挺拔，克服弯腰驼背等一些不良的身体姿态。科学化、规范化的舞蹈训练还有助于少年儿童身体各围度的均衡发展。同性别、同年龄的少年儿童，参加舞蹈训练的比不参加舞蹈训练的，身体各部位的围度测量指标要更匀称，身体动作更舒展、优美而协调。舞蹈训练还可以使附着在骨骼上的肌肉、韧带等得到拉伸，变得纤长而有弹性，主要运动肌肉的力量得到提高，增加肌肉的横断面，减少肌肉上覆盖的脂肪，使其匀称而有线条感，从而增加了美感。

最后，不管任何舞蹈，为了把跳舞的功效发挥好，我们还需要注意一些事情：首先，跳舞前一定要做好热身活动，这样跳舞时才不容易受伤，避免造成肌肉拉伤；其次，跳舞前 30 分钟内不宜吃大量的食物，特别是跳肚皮舞，否则就会影响到胃的消化功能，慢慢地就会对胃造成不好的影响，而人在跳舞时也会感觉不舒服；最后，跳舞后不要穿着带汗的衣服在空调房里休息或者聊天，一定要穿上外套或者换上干净、有袖、不会露出腰腹的衣服，保护好肩膀、背部、腰腹，以免这些部位受凉，导致生病。

瑜伽：和谐身心，一呼一吸间提升免疫力

一提到瑜伽，人们脑海中浮现的都是那曼妙的身姿和柔美的动作。有人说，瑜伽应该是属于修身养性的吧，怎么会跟免疫力有关系呢？

不知道大家是否记得在2013年12月8日播出的一档选秀节目《中国达人秀》上，一位年过八旬的老人，上演了惊人的瑜伽表演，征服了全体评委和现场观众？这位老人家叫沈维德，在谈到自己为何练习瑜伽时他这样表示："我退休之前一身的病，其他功夫也练了，效果不是很好，最后就练了瑜伽，练到现在把病都练没了。"他老伴则表示，如今瑜伽已经完全融入了沈维德的生活，对他而言，没有瑜伽就好像没有饭吃一样。沈维德展现出来的惊人的身体柔韧性，一点都不像是一个85岁的老者。也许，这就是瑜伽带给他的最大的财富吧。

我们都知道瑜伽来自印度，而Yoga这个词是从印度梵语yug或yuj而来，含义是"一致""结合"或"和谐"。瑜伽让人通过意识调整呼吸，运用姿势来调整身体的平衡，通过放松激发人体自身能量，从而促进健康。这是一个通过提升意识，帮助人类充分发挥潜能的运动，是一种适合男女老少来练习的既自然又平衡的养生健身法。对很多练习瑜伽的人来说，最直接感知的效果就是神经完全地放松，压力得以释放，外在与内心不断地变化与成长。

瑜伽通过让人们练习古老而易于掌握的姿势与技巧，改善人们生理、心理、情感和精神方面的能力，是一种让人达到身体、

心灵与精神和谐统一的运动方式。所以与其他运动相比，瑜伽对身体的调理更全面、更自然。它是从内而外地调理身体，像外在的骨骼、肌肉，内在的神经系统、各种腺体的分泌及精神状态等。通过细微调整体内环境，瑜伽使人们的呼吸、心率、血压、新陈代谢等达到正常或最佳平衡状态，从而达到器官功能更加正常、提升免疫力的目的。

因此，练习瑜伽对失眠、头疼、肩周炎、腰背疼、高血压、神经衰弱、胃肠疾病等都有治疗作用，可改变人的亚健康状态，提升免疫力，促进身心平衡、情绪稳定，是人们走向身心健康的捷径。不管是男人还是女人，都可以试着练习瑜伽，让我们在繁忙、快速的现实世界中，放慢脚步，重新体验身体的奥秘，让瑜伽带我们控制自己，驾御身体感官。

除了对身体健康有益之外，瑜伽对心灵健康也有非常大的益处，这也能帮我们提高免疫力。其实我们身体的很多疾病，都是由于心理的抑郁、愤怒、痛苦、无节制的性行为、焦虑、不满、疑虑和其他身心失调的状况造成的。很多人由于心理脆弱而不得不忍受自己想象的疾病和痛苦，并且这在多数情况下会对人体造成致命的损害。所以，我们可以通过练习瑜伽培养善念、热情、勇气、希望和乐观的心态，即使是虚弱的身体和心灵，也可以因此变得坚强和健康。

但是，正因为这样，所以练习瑜伽讲究冥想、精神集中，如果边看边做、精力分散，则很难完成冥想，根本达不到练习瑜伽的真正目的。所以当我们在家跟着光盘学习瑜伽时，一定要注意，不要一边看光盘一边学习，应该看完光盘以后再练习。

而且，对于瑜伽动作，大家一定不要过于追求难度和强度。体式的练习锻炼的是自己的身心，每个人身体条件不同，练习的程度也有所不同。有些人柔韧度较好，有些人平衡感很强，有些人则力量强一些。不论怎样，锻炼的都是自己的身心，所以大可不必与学友较劲，只要自己感觉好，今天比昨天进步，就是成功。勉强自己的身体，生拉硬扯，受伤也就在所难免了。所以大家千万不要逞强，以免不小心给身体带来意外的伤害。

太极：从传统文化中汲取免疫力提升的动力

提到太极拳，我们都会想到太极宗师张三丰，张三丰的武功是不是真的没有人知道，但他的长寿是真的。为什么他能如此高寿呢？我想这跟他常打太极拳是脱不了关系的。在医学和科技发达的今天，美国加州大学的麦可·欧文医师经过对健康成人调查发现，打太极拳可以增加人体的免疫力，对抗疱疹病毒的发作。所以，太极也能帮我们延年益寿。

欧文医师研究的对象是112名健康人，年龄在59～86岁。他把112名受试者一分为二，一半人每周打3次太极拳，另一半人则上课接受健康教育。授课的内容包括如何建立良好的饮食习惯，以及如何消除心理压力和紧张的种种办法。然后两组人员都接受水痘疫苗注射。在注射前后，受试者要定期验血，以确定他们对此类病毒的免疫能力。结果发现，经过6个月太极拳锻炼以后，打太极拳的一组对抗病毒的免疫能力比上课组增高了将近1倍，平均免疫能力要比不打拳的人增高将近40%。

为什么打太极可以增强人体的免疫力呢？这么简单缓慢的动作如何能使人健康、提高免疫力呢？接下来我们就给大家讲讲为什么。

中医把致病因素叫作邪气，机体调整阴阳气血平衡的能力叫作正气。一个人受到病邪的侵袭，由于体质差异和病人当时阴阳状态的不同，所表现出来的生病过程也是不同的。依靠自身身体的正气，调整阴阳的平衡而不让身体生病，或者得病后能够迅速地使阴阳气血恢复相对平衡状态的能力，中医称为阴阳自和能力，《黄帝内经》称之为正气，相当于西医所说的抗病康复能力。

事实上，药物、针灸、按摩、营养等手段，也只是增补人体正气、增强人体的阴阳自和能力，调整阴阳气血，使之相对平衡，从而达到康复的效果。由此可见，增补正气和平衡阴阳自和能力，就是提高人的抗病康复能力和免疫力。

而我们打太极拳，就是通过练拳养气，行气通经，平衡阴阳，协调五脏，来提高自身机体的阴阳自和能力。这也就是西医所说的抗病康复能力和免疫力的自我修炼技术。

太极拳的特点是动静相生，虚实刚柔，有变有常。中医认为，练养生太极拳，能吸收天地之清气，与谷气并而充养全身，能促进机体内精微物质，也就是“精”，化生为“气”。“动而生阳”，这种科学运动化生的气是阳气，主要功能是保卫肌表、抵御外邪、温煦脏腑、润泽皮毛、调节体温……总而言之，这种阳气是一种具有抵抗病邪功能的物质。有了这种物质，我们的身体就可以很好地抵御外邪入侵。

而且，打太极拳不仅练“身”，也练“心”。它以身正、体松、心静、气匀入门，注重意气运动，外练拳势招式、内练意气劲力，也就是精神意识和形体动作同时锻炼，以意念、呼吸、外动的合力，御内气循经脉运行，以疏通经络，调和阴阳，以保持正常的生理机能。人的生理机能正常、维持气血阴阳平衡的能力强了，抗病康复的能力当然也就强了。

虽然太极可以很好地提高我们人体的免疫力，但是打太极有一些禁忌，大家一定要引起重视：首先不要急于求成，欲速则不达；其次招式忌松散无力，僵硬练力。太极拳是用意不用力，是柔中藏刚，而用气滞气，用力伤气，是太极拳之大忌。然后在练习的时候切记不要心不在焉、魂不守舍，练太极拳一定要达到手、眼、身合步，精、神、气、意通，否则只是虚有其表的动作招式，达不到强身健体的效果。

最后我想要澄清一点。很多人都会认为太极是老人才练的，如果你也是这样理解，那就错了。打太极绝非老弱病残人的专利。我们从年轻时开始太极拳锻炼，就如同储蓄一样，一点一点累积内在的能量，随着身体机能的增强，身体和心灵都得到了莫大的保护。但正所谓“提前保护容易，损后修复则难”，我们若等到年岁已经很大才打太极拳进行锻炼，犹如临时抱佛脚，内在损耗、损伤早已积累，再练也难以逆转，效用大减。但聊胜于无，假如我们等到年岁已老才开始练太极，对身体的免疫力也一定会有非常好的促进作用。所以，不管你现在多少岁，如果你想要通过打太极提升免疫力的话，就可以马上着手开始了。

按摩：唤醒沉睡的免疫因子，日常保健治未病

相信每一个中国人对中医或多或少都有一些了解，不管我们对它持怎样的态度，都会承认按摩是一种特别神奇的治疗手法，对治疗某些疾病有着独特的神奇功效。但是，大家可能不知道，它更是一种有效的保健方法，是一种“治未病”的好方法，可以在疾病发生之前提升身体免疫力，为我们的健康增添一份保障。

局部按摩：日常保健首选方案

现在，我就来给大家介绍几个按摩局部的方法，平时大家在闲暇时可以试着给自己这几个部位做做按摩，来强身健体，提升免疫力。

◆ 前胸

中医认为，前胸（上自颈部下至心窝部）是人体阴气汇集的地方，做好前胸保健，不但可以起到宽中理气的作用，还对改善人体肺部功能、增强抵抗力有重要作用。

建议大家可以采取虚掌叩拍的方法来保健。具体做法是：把五指并拢、掌心中空，对准胸部正中间的胸骨，用适当力度拍击。每次拍击 3 ～ 5 下，然后停 10 秒左右，再进行下一次，每天进行 3 ～ 5 次即可。此外，我们也可以每天坚持用手掌，以自上而下的方式摩擦前胸，每次摩擦数十次至百次。

◆ 后背

在中医理论中，后背跟前胸相反，是阳气汇集的地方。后背保健做得好，能去邪气、治疗诸虚劳损、强身健体。现代医学也发现，人体背部皮下还蕴藏着大量免疫细胞，比如，感冒或中暑后，按摩背部和刮痧就可以激活背部免疫细胞。

平时，我们可以采用热水袋热敷、配处方药敷背等办法来保健，也可以通过手掌拍打、叩击来疏通经脉。此外，在背部涂抹精油或冬青膏等按摩背部，擦至皮肤温热潮红，对抵抗感冒、扶助正气、增强身体免疫力都很有好处。

◆ 脊柱

众所周知，脊柱是人体神经中枢，并且直接连接大脑。做好脊柱的保健，对于刺激神经系统功能、增强大脑功能、调节脏腑功能、提高人体对病毒侵袭的抵抗力都有很好的作用。

一般不建议大家随意按摩脊柱，我们可以采取热敷、涂抹精油或甘油等摩擦的办法来进行脊柱保健。

◆ 肚脐

肚脐是人体精气比较集中的地方，也是中医里的一个重要穴位，被养生学家视为保健“要塞”。做好肚脐的保健，对调整人体气血、改善体内脏腑功能有效。

我们常见的保健方法是对肚脐进行适当的热敷和按揉。热敷时，可用略高于体温的热水袋或热毛巾，轻轻敷在肚脐上，数分钟后取下，每天坚持敷 1 ～ 2 次；如果在室外，也可把温热的手放在肚脐上面来热敷。按揉时，将手心放在肚脐上面，采用逆时针和顺时针交替的方法轻揉肚脐及四周。长期坚持，对增加肠胃蠕动、增强脾胃功能、促进消化有很大作用。

◆ 脚

中医认为，人体五脏六腑在脚下都有相应的对照点。脚底有 60 多个穴位，经常按摩这些穴位，可促进人体气血运行、上下贯通，平衡阴阳，扩张血管，温煦脏腑，从而起到防病治病的保健作用。所以，做好脚部保健，对保持身体经络穴位的强弱平衡有很好的调节作用。

脚部保健可以采用热水浸泡、搓脚、叩击、按压等多种方式，可以起到温经通络、开窍醒脑等作用。

古时候的人们整日赤脚在田中劳作，脚底直接接触地面，因而受到刺激，促进循环，然后流汗喝水，完成了一个新陈代谢的正常循环，发挥了人体自身的治愈功能。现代人不大可能这样，所以我们更喜欢多按摩脚底。

给免疫器官良性刺激，揉出好身体

除了可以按揉身体某些部位来提升免疫力之外，我们还可以更有针对性地对身体的免疫器官给予刺激，从而调整人体神经、内分泌、免疫、心血管等各大系统、器官的功能，激活休眠的神经干细胞，提高身体的免疫系统功能，从而帮我们治疗和预防各种慢性病。那么，我们具体该怎样做呢？下面我们一起来看看。

首先是大脑。大脑的皮质综合联络区负责调控皮质下各高级中枢，并会分泌出 50 种激素，用来增强中枢免疫器官的功能。所以，想提升免疫力，我们可以从大脑做起。具体方法是：将右手掌以中强度的力度横压正头顶，顺时针方向按揉 100 ～ 400 次。按摩时，血压低的人需要注意血压变化，因为这个按摩手法可以降血压。

其次是胸腺。胸腺在胸骨下面，上连甲状腺下近心包，分左右两叶。它是人体的中枢免疫器官，胸腺素将骨髓干细胞训练成杀灭病原的 T 细胞，增强免疫功能治疗感染性疾病，其中自然杀伤细胞专门杀死癌细胞。具体的按摩方法是：用右手掌压放在胸骨端，掌根与指根加力，顺时针方向按揉 100 ～ 300 下，然后向下移掌同样按揉 100 ～ 300 下，最后攥空拳在胸骨上下轻捶 100 ～ 300 下。

再次是脾脏。脾脏在胸部左下方肋骨沿内，它能造血、贮血、滤血，脾内巨噬细胞可吞噬血液中的抗原、异物、细菌、病毒，并产生抗体参与人体免疫功能。它的按摩方法是：以双手手指置肋骨沿内，向上拿挠脾下面体表 200 ～ 500 次，用右手掌、左手背按揉脾脏前后体表 200 ～ 500 次，并适度前拍后捶各 100 ～ 300 次。

最后是肾上腺。肾上腺在肾脏的顶端、脊柱两侧最末两根肋骨的体表内。肾上腺负责分泌盐皮质激素，调节水盐代谢、钠钾平衡；其分泌的糖皮质激素进而治疗严重感染、各种炎症，并抗病毒，可治疗自身免疫性疾病。具体按摩法是这样的：侧卧，以右手掌根中强度按揉左侧肾上腺 300 ～ 800 次；换位，以左手掌根按揉右侧肾上腺 300 ～ 800 次。

五种按摩手法，为宝宝提升免疫力

上面的按摩手法更适合成年人，那么，有没有针对宝宝的按摩手法呢？当然有。如果妈妈经常为宝宝进行保健推拿，就能提高宝宝的免疫力，从而使宝宝不生病或少生病。

第一是补脾经的手法：家长用拇指螺纹面在宝宝的拇指螺纹面上作顺时针方向的旋转推摩 300 次。

第二是补肾经的手法：家长用拇指螺纹面在宝宝的小指螺纹面上作顺时针方向的旋转推摩 300 次。

第三是摩腹 5 分钟：用温热的手掌面附着于宝宝腹部，绕肚脐周围作逆时针方向的环形有节律的摩动。

第四是按揉足三里 50 次：足三里在膝眼下三寸，膝眼是腿部垂直弯曲的时候膝盖下面的两处凹陷处，然后往下三寸，就可以了。那么三寸又是多少呢？就是宝宝四指并拢的宽度。外侧膝眼下直线往下三寸，再往外一指的地方就是足三里了。我们可以用拇指按揉宝宝两侧腿部的足三里。

第五是捏脊 5 次：家长用拇指桡侧缘顶住宝宝背部脊柱皮肤，

食指、中指前按，三指同时用力提拿皮肤，双手交替捻动向前，沿脊柱从长强穴捏至大椎穴。

当然，按摩是有一些注意事项的，比如每次按摩时间不要太长，20 分钟左右就可以了；过于饥饿、饱胀、疲劳、精神紧张时不宜进行；妇女月经期间的腰臀部、腹部穴位要慎重按摩；如果局部皮肤破损、溃疡、骨折、结核、肿瘤、出血等，禁止在那些地方作推拿保健;按摩后有出汗现象时，应注意避风，以免感冒;手法要尽量轻柔以避免医源性损伤等，给宝宝按摩的时候尤其要注意。

多动脚、常泡脚，脚好了免疫力就好了

因为我们的脚底分布着很多穴位，通连全身各个器官，比如大脚趾通肝、脾；第四趾通胆；小趾通膀胱；脚底心是肾经涌泉穴，所以，脚被称为人的“第二心脏”。和真正的心脏一样，它是我们身体中相当辛苦的部位，要承受全身的重量，还要应付走路、站立、跑步、爬楼等活动。每跨出一步，脚承受的冲击力是体重的 1.5 ～ 2 倍，以体重为 60 千克的人来计算，每跨出一步，两脚要承受 100 多千克重的冲击力，真是劳苦功高。

所以，对我们的健康和免疫力来说，双脚的保养是非常重要的，假如脚部保养不好，就容易生病。

因此，在用运动提升免疫力的时候，我们也不能忘了动动双脚。由于人们有意识地活动脚趾是极少的，所以，有很多病是因为脚趾活动少引起的，比如两脚疼痛，脚趾麻木、多汗，静脉炎，静脉曲张（尤其是需要长时间站立的人群）等。而且，由于脚趾距离心脏最远，有些人的高血压病是脚趾或踝关节部位的微循环障碍所致，甚至感冒也是寒从脚起。而脚底有很多穴位对提升免疫力是非常重要的，比如，中医认为，脚心的涌泉穴既能往地下排浊气，又能从地下吸收清气。所以，我们需要每天抽出一点时间来让脚趾也做做操。

◆ 在静止中活动脚趾

选择站立姿势或者坐姿，两脚趾同时向上跷或交替跷脚趾。

尤其是长期使用电脑或在电台、电视台及其他电磁场强度较大的工作环境中工作的人，更应该多做做这个小练习。让脚趾用力向上跷动，以增强体内生物电，来抵御外来的磁场对人体微磁场平衡的干扰。大家如果晚睡早起了，更要专门抽出一定的时间，用脚趾抓挠或用大趾压住二趾背，向下弹 100 ～ 200 次。

◆ 在运动中活动脚趾

走路时，每逢脚离地面的瞬间，脚趾向上跷 1 次，跑步时也可以这样跷脚趾，上下楼时同样可以如此。骑自行车时，当向前踏脚踏板时，脚趾向下压 1 次，当从下向后上方抬脚踏板时，脚趾向上跷 1 次。这个动作既不难，又没有副作用，长期坚持下去，一定会对健康有帮助。

◆ 单腿站立 + 独立活动脚趾

很多上了年纪的人，假如不锻炼单腿站立和活动脚趾的能力，走路、站立时就容易摔倒，原因之一就是小脑萎缩的速度加快了。中老年人初练太极拳时站立不稳就是这个原因。人的平衡中枢在小脑，经常练习单腿站立和活动脚趾动作，就很容易克服这一弊病。所以，老年人要想延缓小脑萎缩，就应该练习单腿站立和活动脚趾动作（初练者需靠近桌子或墙，以防摔倒），方法如下。

（1）右腿独立，左腿抬平，小腿自然下垂。以踝关节为轴，脚趾向上跷，同时带动脚部向上跷，然后再向下压，返至向上为 1 次。照此动作重复做 16 次。然后换左腿独立，右腿抬平，按照以上动作，重复做相同次数。

（2）右腿独立，左腿抬平，小腿自然下垂。以踝关节为轴，脚趾带到足部向里拐踢毽子，再向外拐，返至向内拐为 1 次。照此动作，重复做 16 次。然后换左腿独立，右腿抬平，按照以上动作，重复做相同次数。

等到独立稳定性增强后，可以将第一个动作和第二个动作连起来做。随着独立动作的锻炼，稳定性会更强，还可以再增加向前蹬脚（脚尖向上，用足跟前蹬脚）的动作。

经过以上动作的锻炼，就可以有效延缓小脑萎缩，自然衰老也会得到缓解。稳定性加强之后，老人就不易摔倒了，少了很多安全隐患。

当然，除了经常做做脚趾保健操之外，我们还要养成泡脚的好习惯，因为脚上穴位比较多，用热水泡脚、按摩脚心足趾，可以促进足部血管扩张，加快血液循环，对疏通经络、调整脏腑、促进血液循环、增强新陈代谢等有重要作用，尤其是对神经衰弱、肾虚、失眠、头痛、消化不良、感冒、脚臭、脚汗过多等症都有疗效或辅助治疗作用。需要注意的是，泡脚的水量要淹过踝部，我们每次浸泡至少 10 分钟左右，最好再用双手把脚心脚趾用力搓揉 5 分钟，这样保健效果更好。

闲暇时做做下蹲运动，免疫力因蹲而升

小时候，父母都会教导我们要坐有坐相，站有站相，在公共场合尤其如此。但是作为医生，我更建议办公族在休息之余，可以在办公室里多蹲一蹲，那就更好了。你是不是觉得这是一个很奇怪的建议？从没见过有人在办公室里蹲着的，多么有失体面！那么，你可以选择找个没人的地方做，假如你想要让自己更健康的话。

为什么我要这样建议呢？因为蹲这个姿势虽然在公共场合显得不雅，可是好处多多。大家如果看看胎儿在子宫内的姿势，会发现，它跟我们蹲的姿势非常相像，这是人类寻求舒适和庇护的本能姿势。蹲着可以使腹部、腿部、臀部得到最大限度的挤压，可以减少脂肪赘肉；蹲比坐更能消耗热量，可以有效减肥；人在蹲着时，心肺血流相对充分，从而减少冠心病、肺气肿、高血压的发病率。在蹲的状态下膈肌上抬，站起来横膈下降，如此一蹲一起，加大了胸腔和肺的活动范围，肺活量因此增加……总之，蹲的好处简直不胜枚举。

大家都知道，日本人的平均寿命长，是因为日本人喜欢席地而坐或蹲着干活，腿腹肌肉因此经常受到挤压，赘肉也没有生长的空间。在田间农作的农民大多是蹲着干活、吃饭及聊天，与城市居民相比，他们的下肢更粗壮有力，身体素质也更好。下蹲虽然看似简单，在日常生活中却是一种行之有效的健身方式。在你摘菜、看电视、看书的同时，都可以蹲下去，尽管有人会觉得不雅，也不一定比坐着舒服，却可能带来不可思议的健身效果。

我们大多数文明人，几乎已经忘记了自己还可以有蹲这个动作。所以，整天奔波在钢筋水泥都市丛林中的现代人，尤其需要让自己补上这个动作。俗话说：“树老根先枯，人老腿先衰”，可以说双腿是身体的交通枢纽。两条腿有人体 50% 的神经、50% 的血管，流淌着 50% 的血液，它是连接身体的大循环组织。心脏每天 24 小时连续不断地向全身各个部位输送血液，负担极其繁重的任务。下蹲运动就像按摩一样，有助于血液的输送。因此，经常练下蹲，可以给你的心脏减减负，同时也给你的免疫系统带来不少益处。

除了在合适的场合做蹲这个动作之外，我们还可以进行专门的下蹲练习。下蹲运动的方法非常简单：预备时两手叉腰，双脚叉开与肩等宽，双目平视，然后松腰屈膝慢慢下蹲；下蹲时脚跟离地，重心落在前脚掌上，上身尽量保持正直，避免前倾，同时口念“呵”字呼气；起立时，咬紧牙关，气引丹田，随着吸气，站直身子。在这样上下蹲起的过程中，身体与头部要保持正直，绝不能左偏右倚。站直之后，平静气息，再继续上下蹲起。

在身体的一伸一缩、一张一弛中，我们可以有效地促进气血的上下流通，从而有效地提升身体免疫力。我们可以从 30 个一组开始练习，最好能达到一次上下蹲起 120 个以上。当然，具体运动量需要根据自身具体情况来确定。

而且，下蹲深浅程度同样要因人而异，不可强求。我们一般可每天锻炼 1 ～ 2 次，每次下蹲 36 次。我们在下蹲时，最好不要深蹲，也就是说膝关节弯曲的角度不要小于 60 度，否则起身时很容易头晕眼花。尤其是老年人和慢性疾病患者，尝试下蹲运动时更要慎重。

大家还要注意，刚吃完饭的时候不要练上下蹲起，锻炼后的1小时内禁止洗冷水澡，出汗后尽量避风。只有这样我们才能更好地保护身体，以免使身体遭受不必要的伤害。

虽然这项运动好处多多，但不是所有的人都适合下蹲锻炼。对老年人来说，在做下蹲运动时，由于运动重心较低，会使膝关节负重过大，从而引起关节疼痛，并加快关节软骨的磨损。而长时间的猛烈蹲起，也会使老年人的血压变得不稳定。

我们都知道对准妈妈而言，运动会使羊水摇动，而摇动的羊水可刺激胎儿全身皮肤，就好比给胎儿做按摩，这对胎儿的大脑发育十分有好处。但孕期运动要因人而异，切忌盲目运动，否则对胎儿和准妈妈都不利，严重者甚至会导致流产。而在这里，我也并不建议准妈妈经常去做下蹲或弯腰的动作，因为这种姿势会增加腹部压力，影响血液循环，压迫胎儿，不利于其生长发育。

常做保健操，日常点滴中提升免疫力

保健操大家应该都不陌生，比如我们常见的眼保健操、广播体操等，都属于保健操，它是简单便捷又有效的保健方法。所以，平时除了用常规的运动锻炼来增强身体免疫力之外，我们还可以抽时间多做一些简单的保健操。别小瞧这些小小的动作，它们对身体的益处可是很大的。下面我们就给大家介绍几种简单易行、可操作性非常强的保健操。

◆ 手指保健操

心灵手便巧，手指灵活的人通常都会比较聪明。中医认为，人的手指和经络是相通的，上面集中分布了很多反映身体器官健康状况的穴位。常常做做手指保健操，不但能让身体的经络得到疏通，同时这样的方法对脑细胞的开发也有着促进作用。当然，由于大脑是重要的免疫器官，所以它也可以很好地帮我们提高免疫力。

那么，我们应怎样做手指的保健操呢？首先，我们可以让自己的手指在桌面上快速地“行走”。用手指在桌上“走路”的方式有多种，可以直接像螃蟹那样横着走“一”字，也可以走“米”字或者是“8”字，走五角星形、S 形等路线也可以，我们完全可以随心所欲。

至于做操的时间，可以是闲暇的任何时候。不过，每天晚上的 8 点钟是最佳的手指保健操的运动时间，因为在这个时间点，我们的头脑是最清醒的，此时的记忆力最好。每天在这个时候抽出 15 ～ 20 分钟的时间做做手指保健操，可以促进大脑的血液循环，让一些已经睡眠的细胞被激活，锻炼大脑的协调功能，提高人的免疫力、记忆力。

这种手指保健操尤其适合那些每天都要长时间坐在电脑前工作的白领一族，当你们感觉手指僵硬、手腕关节酸痛的时候，都可以做做，让自己的手指在桌面上“走”起来。做完操之后我们还可以让手指相互地揉捏一下，张手握拳交替活动，这样可以避免“腕管综合征”的发生，同时还有预防心脑血管疾病、老年痴呆、便秘等病症的效果。

◆ 日间简易保健操

这套保健操也非常简单，它一共分为三节，大家可以跟着我的叙述一起来试试看。

首先是开天门。目的是动员阳气上升，提高免疫力。方法是用双手大拇指内侧，从眉心推到发际线，推 100 次。

其次是推坎府。目的是调整正气，提升免疫力。方法是用大拇指从眉心推到眉梢。

最后是揉太阳穴。目的是解除疲劳、振奋精神、止痛醒脑。方法是双手顺时针方向揉太阳穴 100 次。

大家可以看到，这套保健操的所有动作都在脸上进行，所以对场地、时间没有太多要求。我们白天在工作间隙、课间时分都可以抽时间做。一般来说，一天可以做 2 ～ 3 次，老人、小孩按揉的次数可以适当减少。

◆ 睡前保健操

这套睡前保健操相对前两种来说会稍显复杂，它一共有七节。不过大家学会之后就会发现其实它也特别简单，现在就来试试看吧。

单侧盘坐身体下压。取坐姿，双腿伸直，左腿弯曲拉近身体，脚踝贴紧右大腿内侧，手臂伸直，上半身前倾，直到双手扶住右脚尖，胸部贴近大腿，持续 10 ～ 15 秒，重复 10 次。

上背伸展运动。取跪姿，向前趴，双手尽可能向前伸展，同时将肩膀下压，持续 10 ～ 15 秒，然后换相反方向练习，重复 10 次。

手扶椅背后跨步。取站姿，手扶椅背。右脚向后跨，重心放在左侧，膝盖慢慢弯曲下压，保持 10 ～ 15 秒，然后换相反方向练习，重复 10 次。

背部伸展。坐在椅子上，双手抓住桌子边缘，下巴内收，用力将坐着的椅子往后方推，直到双手完全伸直为止，持续 10 ～ 15 秒，重复 10 次。

腰部伸展。坐在椅子上，双脚与肩同宽，上半身前倾，向双腿中间弯下，胸部贴到大腿上，上半身完全放松，持续 10 ～ 15 秒，重复 10 次。

转体运动。坐在椅子上，背挺直。以左肩带动上半身慢慢向左侧扭转，直到腰部微微紧绷为止，持续 10 ～ 15 秒，然后换相反方向练习，重复 10 次。

站姿弯腰。取站姿，双脚与肩同宽，双手自然下垂，上半身慢慢前倾，直到背部微微紧绷，上半身完全放松，持续 10 ～ 15 秒，重复 10 次。

保健操简单易学，做起来也非常方便，关键是做保健操对提升免疫力非常有帮助，所以建议大家常做。

06 修养心性，身体觉悟的最高境界

想要提升免疫力，情绪的作用也不容忽视。轻松愉悦的心情可调节免疫系统，为神经、内分泌系统带来正面影响；而不良的情绪会使自然杀伤细胞数量减少，淋巴细胞活跃度降低，从而使免疫系统功能受到抑制，导致免疫力低下。学会心理调适、做自己情绪的主人对提升免疫力很重要。在日常生活中，我们应积极乐观，让每一天都充满欢笑与阳光。好心情为免疫力注入的能量能让我们越活越健康，越活越年轻。

不良情绪会摧毁免疫力

不良情绪容易导致免疫力失衡，产生各种疾病

很多人会觉得，心情就是心情，健康就是健康，能有什么关系？当然有关系。你也许不知道，哪怕只是轻微的感情变化，对我们的身体都会有影响。心理学家发现，生气之后的一周，只要想到争论这件事，血压还会升高。所以不管是曾怒火万丈也好，或是小小的挫折也好，最好尽快忘掉它。

美国俄亥俄州立大学研究人员给已婚夫妇的手臂上安装上一种能产生水泡的抽气装置进行测试，当他们被问及曾有不同意见并激烈争吵过的问题时，伤口比正常情况下的康复速度慢了40%，这一反应是由会引起感染的免疫细胞因子突然增多所导致的。如果这种细胞因子水平长期偏高，就会导致关节炎、糖尿病、心脏病和癌症。这项研究告诉我们，你的心情和情绪会直接对健康产生影响。

所以，大家千万不要小看你的心情，不当的情绪压力会打破免疫平衡，造成免疫失调。

比如，离婚对双方的影响都是很大的。离婚后的男人显示不正常的对 EB 病毒的抗体反应，离婚后的女性除此之外还有自然杀伤细胞活动的减低，以及重要免疫细胞 CD4 细胞数目的减少。而且心理情绪的异常体验与身体免疫性疾病的关系也很密切。若生活在紧张性环境中数月，女性的类风湿关节炎的发病率明显增

加，同样的影响也可见于系统性红斑狼疮及多发性硬化症患者。

学会心理调适对免疫系统及身体健康很重要

当你愤怒的时候会怎样做呢，是尽情宣泄怒气呢，还是尽量压制怒火？这两种方式都有不良影响。因为女性如果在对抗中压抑自己的怒气，死于心脏病、中风或癌症的风险会高 2 倍。怒火爆发时只会持续几分钟，但由于肾上腺素水平突然大幅增高，血压升高、心率加快，对超过 50 岁的人来说，突发心脏病或中风的概率会高出 5 倍。另外一些不明显的发怒症状，比如急躁、易怒、牢骚等，也同样会损害健康，因为这时候我们的免疫系统处于抑制状态，会更容易感染疾病。

在人类的情感当中，嫉妒是最强烈也是最痛苦的一种，也最难控制。这是一种害怕、担心和愤怒等情感的混合体，这三种情感会使人一触即发。妒火燃烧的人通常会血压升高、心跳加快、肾上腺素分泌增多、免疫力变弱、焦虑，甚至失眠，严重影响身体健康。

为什么女人平均寿命比男人长呢？这有多方面原因，其中一项就是女人更善于宣泄情绪，她们有更多哭泣的机会，而哭泣确实释放了体内的不良因子。我们动情而哭和因为闻到洋葱味而落泪，两者是不一样的，因为前者会伴随着压抑情绪分泌更多激素和神经传递素。如果这些负性物质长期积存于体内，也就是说假如我们总是忍住不哭的话，会使人处于不必要的紧张状态，身体会更易受焦虑等负面情绪的影响，从而使我们免疫力变弱、记忆力变差和消化能力变弱。

所以，学会心理调适显然对人体健康至关重要。“每一个不曾起舞的日子，都是对生命的辜负”，这句话出自孱弱多病的尼采。人生的大欢乐，似乎只有经历了大苦难的人才能写出，给生存一个合理的解释，用尼采本人的话来说就是：“天上的星星我摘不到，但是我可以仰望。”总之，有一个博大的胸襟和良好的心情，对每个人的健康是非常重要的。

积极乐观的心态能修复、提升免疫力

既然我们的免疫力与情绪有很大关系，敌视、悲痛、失落、忧愁等消极情绪都能导致人体免疫力下降，那么，开朗活泼的性格、愉快的情绪自然就会提高人体免疫力。因为精神愉快与悲伤苦恼可导致两种不同的生化过程，悲伤忧愁会使机体激素分泌发生变化，引起生理功能紊乱，减弱机体的免疫力，而积极乐观当然就能提升我们的免疫力。

《黄帝内经》中曾经说，“人之性情最喜畅快，精神最宜焕发，如此刻刻有长春之性，时时有长生之情”，这样不仅可以祛病，还可以长寿。因为乐观开朗的性格、积极向上的心态，能和畅气血、理顺气机、强健身体、提高人体的免疫力。

理论上来说，大多数人都是乐观主义者。这是因为，乐观的情绪对人类进化和社会活动都有积极的意义，与想象悲观消极的事情相比，人们想象幸福快乐的事情时，负责处理情绪的大脑区域活动更加活跃。那些具有积极人生观的人，对环境更具适应性。因为积极乐观的人生态度可以调节因压力而分泌的皮质醇和肾上腺素等激素的水平，同时增强机体免疫力。

可是，出于种种原因，比如越来越大的生活压力，对食品安全、空气污染等诸多生存问题的担忧，我们这个社会的悲观人群似乎越来越多。

有一回，一个妈妈带着孩子来找我：“医生，我怀这孩子的时候工作忙，有一段时间身体不太好，生这孩子的时候又难产，医生跟我说孩子长大后可能会有免疫力问题。”妈妈叹了口气接着说：“现在孩子9岁了，和其他孩子比确实不够健康，动不动就感冒，经常生病。你说我这可怎么办呢？给孩子这样一个身体，唉，都怪我啊。”妈妈越说越激动，还掉下了眼泪。我扭过头去看孩子，孩子也一脸无奈地说：“我身体不好，所以总生病，我也没办法。”可是我一再检查，发现这个孩子的免疫力根本不存在问题，和正常孩子一样。

很多时候真的就是这样，天下本无事，庸人自扰之。虽然从遗传学角度来看，我们不是天生消极的产物，但从进化学角度来看，人类的头脑是有负面偏好机制的，所以我们会更多地注意负面信息和事件。这可能也是“好事不出门，坏事传千里”的原因吧，坏印象比好印象更容易形成，人们更擅长记得或处理坏信息。因此，所有不那么正面的事情、印象、言行、信息，都成了滋生消极思维和行为的土壤。再加上媒体推波助澜地放大负面消息，于是消极情绪传播得更快了。而我们需要做的，就是抵制这些消极负面情绪的影响，用积极乐观的心态来看待这个世界。

所以，我们一方面要远离消极情绪的感染，在内心对它们拥有免疫力，不要让那些危害大、破坏强的信息源突破你的内心防线，感染你；另一方面，要努力做到对你现在所拥有的一切心存感激，无论是拥有一个贴心的伴侣，拥有一定的成就，还是自己还活着这个事实本身，这种感激之情可以增强免疫功能，降低血压，令整个身体更加健康。

爱生气就爱得病，适当宣泄可避免免疫力受损

人有七情六欲，要让每个人都做到心如止水不闹情绪，几乎是不大可能的。有情绪的时候，我们该怎么办呢？有情绪时，我们切记要发泄出来，不管选择哪种途径，都比憋在心里好一些。

大家都知道发怒不好，有损健康。肝能调节人的情志，正常的情志活动依赖于气机的调畅，如果肝失疏泄，气机不畅，则会引起两个方面的异常——肝郁气滞和肝阳上亢。虽然生闷气和暴怒对身体都没有好处，但是，相比较而言，生闷气比发泄出来对身体的伤害更大。

我国古代医书上就有“百病之生于气也”“怒伤肝，忧伤肺”的论述。而美国科学家的研究结果表明，那些不愿意宣泄自己不满情绪或喜欢抑制愤怒的人容易缩短自己的寿命，因为这些人看起来好像从来不发脾气，其实心里经常处于生气或着急的状态，很容易造成十二指肠溃疡或胃溃疡，严重的还会造成胃出血。

不愉快的情绪容易使内脏活动和内分泌系统失调，长期烦闷、苦恼，还会导致血压升高和冠心病，那些长寿者基本上都属于“有脾气则发”的类型。另外，女性的乳腺小叶增生和乳腺癌大多都与生闷气有关。生闷气导致她们机体免疫功能下降，大脑激素也会产生变化，所以她们更容易得癌症。

因此，与其闷在心里自己和自己生气，不如宣泄不满情绪，这样更能有效地减少外界环境对人体所产生的不利影响。尽管文明世界经常强调要克制和冷静，然而在日常生活中，许多人发脾

气的方式仍不外乎是朝着家人怒吼。这当然是非常不对的，可是实际上，这比将怒气憋在心里要更有利于健康。只是，千万不要因为你自己宣泄了怒气，而让家人有一肚子闷气。

尤其是女性朋友一定要注意少生闷气。因为与女性相比，男性更爱把脾气发出来，这不仅是因为他们肝气旺，更是因为他们感觉心里有气不发出来难受。而女性情感更为细腻，更加照顾他人的感受，于是往往会选择生闷气。

为了我们的身体健康，大家不仅不要生闷气，更要努力做到不生气。所谓的不生气，并不是把气闷住，而是修养身心，开阔心胸，通过其他途径把“气”发出来，比如，可以多听一些悠扬和节奏舒缓的音乐，让优美的乐曲化解精神的焦躁，放松情绪；运动也是发泄的有效途径，只是别过度就行了。

总而言之，生闷气这种情绪是神经系统的一种暂时性联系，当遇到不愉快、倒霉的事时，感官将这些刺激上传至大脑，让它产生与之相应的不愉快的情绪，在脑中形成一个优势中心。如果我们老想这事，那么不愉快的信息还会不断传入大脑，不断加强优势中心，“气”会越生越重。如果我们转移一下心理活动方向，比如去看一场电影、听一段乐曲或去游泳，新的愉快信息的传入，就会抑制不良情绪优势中心的形成。注意力转移了，生气的情绪便会在不知不觉中烟消云散。

掌握对压力的主导权，提升免疫力不是事儿

适度的压力对身体有益

压力这个东西，真是让人又爱又恨，很多人对压力避之唯恐不及，可是似乎我们每个人都躲不过。其实，压力没那么可怕，适度的压力能使人更年轻。

因为，轻度和中度的压力能够帮助人体生成利于修复细胞的蛋白质，包括脑细胞，使它们以最好的状态工作。比如，当我们为了赶公共汽车或为了完成一项任务而有压力的时候，身体细胞就处于受压状态，也因此开始分裂。细胞的自我修复机制也因此介入进来，产生有修复功能的蛋白质，增强细胞的功能，并且移除会引起病变的有害化学物质。人体在这方面的反应强度要超过修复的实际需要，因此会使细胞变得比以前更加强壮。

而细胞的这种自我修复机制，随着我们身体的衰老，在30岁以后会变得越来越缓慢。而促使这个机制更好工作的办法就是锻炼。所以你也可以通过锻炼促使你的肌肉变得更加强壮。这就是说，你必须寻找压力来促使你的身体保持这种良好的自我修复机制。但是，只有那些类型合适的、适度的压力才是有用的。比如，DIY出家具或电器、中午为晚上的聚餐到商店购物、完成一项有挑战性但又不是很难的工作等，凡是短期的、刺激不大的、最终给人带来成就感的压力，都是对免疫力有益的压力。

压力过大易导致免疫力低下

长期处于压力之下或者压力过度，对健康是有害的。比如，以很低的报酬全职照顾一位长期患病的病人、当你驾车外出时遇到交通堵塞等，这些压力都是负面的，因为你对这样的事无能为力。这时候，我只能给你一条在医学界流传甚广的忠告，那就是："为了过得健康快乐，你必须面对压力，保持轻松的心态。"

对现代人来说，由于社会整体节奏迅速加快，我们为高强度工作压力所困，很多人长期处于高度紧张状态下，而且常常得不到及时调适，久而久之，便会产生焦虑不安、精神抑郁等症状，重则诱发心理障碍或精神疾病。从生理角度讲，人的精神如果总高度紧张的话，会造成内分泌失调及免疫力下降，容易产生各种身心疾病，甚至会导致"过劳死"。

医学工作者发现了一个有意思的现象：参加医学考试的学生在参加考试的当天与考试前后比较，唾液中免疫球蛋白增加，自然杀伤细胞活性减少，重要的免疫细胞 CD4 细胞数目减少，CD4/CD8（T 细胞的一个亚群）的比例降低，甚至有单核细胞减少以及 IL–1B、IL–2（参与肿瘤监视）增加的状况发生。所以显而易见，对很多学生来说，考试是一种相当大的压力，而这种压力使得淋巴细胞转化能力明显降低，也就是说让我们的免疫力明显下降。

面对那些负面压力时，人的情绪会危害健康。连续处于压力之下时，会出现慢性压抑现象。用斯坦福大学生物科学教授罗伯特·萨波尔斯基的话来形容就是："处于打了就跑的压力之下时，人体会关闭所有的长期机制和恢复机能。人体内皮质醇水平长期偏高会使你的防御体系不再灵敏，记忆力和准确度都有所下降，对入侵物的警报也不再敏感，更易觉得累，人会变得抑郁沮丧，生殖能力下降。”如果常年处于慢性压抑之下，血液中的葡萄糖和脂肪酸都会升高，患糖尿病和心脏病的风险自然也就大了。

而且，压力大不仅影响人体的免疫力，还会造成精神和心理的“免疫力”的下降，也就是抗挫能力的降低，很多人因承受不了过大的压力而选择自杀。所以，大家一定要记得，压力和人体的免疫力成反比，无论是身体的免疫力还是心理的“免疫力”。为此，我们一定要学会释放压力，让情绪舒畅，从而身心健康。

拒绝孤独就能拒绝疾病和免疫系统受抑制

假如我说，只要我能了解你是何种性格，就可以估计出你的免疫能力是强还是弱，你相信吗？不管你相不相信，心理学家真的能做到。因为，孤独对免疫力有非常负面的影响。

科学家们研究发现，孤独的人在排除其他因素影响的情况下，死亡率和癌症发生率比正常人高 2 倍。中年丧偶或者离婚以后再娶再嫁的人，看病比较频繁，他们住院的时间为同类患者的 2 倍，死亡率也明显偏高。他们患心脏病、肝癌和胃癌的死亡率，也为其他人的 2 倍；高血压的死亡率为 3 倍；肝硬化的死亡率为 7 倍。因为，孤独的人经常处于情绪紊乱的状态，使免疫系统受到影响，因而更容易患病。

不知道大家有没有留心观察过，当你到一个陌生的新环境时，身体会不会也变得不太好？比如，一年级的大学新生认为他们在校园里被切断了与朋友和家人的联系，因而感觉非常孤独，此时，他们很容易传染上流感，接种疫苗似乎也不那么管用了。我们心灵经历的那种孤独和社会隔绝感，对身体的免疫功能有重大影响，进而影响我们的健康。

孤独不仅让人多病，还有可能让我们早衰。这是因为人际交往可以抑制下丘脑区的活动，降低乙酰胆碱、皮质酮和儿茶酚胺的分泌量。这些物质能使人呼吸加快、心跳加速，并出现其他应激症状。所以，良好的社交和融洽的同事关系，能降低感染伤风感冒的概率，而且能够有助于激活自然杀伤细胞的活力，这些细胞专门“捕捉”和“破坏”肿瘤细胞以及已经被病毒侵入的细胞，因而有利于抗肿瘤、抗病毒感染和增强免疫力。

既然和朋友聊天或倾诉心事，可以令人心情愉快，使身体减少分泌那些会对免疫系统产生抑制作用的激素，那么，孤独的人因为缺少这些激素，免疫系统功能受到的抑制自然就比较强，所以就更容易出现多病、易衰老等免疫力低下的症状。

所以，不管我们是多么内向的性格，都应该尽可能与外界环境保持接触。这样一方面可以丰富自己的精神生活；另一方面可以及时调整自己的行为，以便更好地适应环境。与外界环境保持接触包括三个方面，即与自然、社会和人保持接触，哪一方面都是不可或缺的。

尤其是老年人，他们不像年轻人一样需要工作学习，不得不和外界接触，很多老年人退休在家，有着过多的空闲时间，常常产生抑郁或焦虑情绪。所以，老年人尤其要注意，保持正常的社交活动和人际间情感的交流，是获得健康长寿的重要因素。一方面，老年人一定要注意扩大社会交往，多参加各种有意义的社会活动。另一方面，老年人也应注意克服消极、无聊、悲观的情绪，改变不良的心理状态，多与年轻人交往，或种花、养鸟、钓鱼、下棋、吟诗、作画，以丰富自己的生活，寻求新的寄托和乐趣，从而帮助身体保持更加健康的状态。

过分紧张伤身，平和心态才对免疫系统有益

谁都希望自己的身体健健康康的，谁都不喜欢生病，谁都不希望看到自己的免疫力低下。可是，我们也完全没有必要对生病、免疫力低这件事情过于担忧。这个世界上通行的一个道理是，你越怕什么，什么就越发生；你不怕它，它自然会怕你，这个道理适合于任何挫折、灾难和疾病等，也适用于免疫力。

人这一生中谁都会遇到身体不适的情形，即使免疫力最强的人也会生病，这很正常，谁也无法改变。因为免疫力与身体健康和生命质量直接挂钩，所以大家对此在意也是很正常的，然而如果过分担心焦虑，不但不能提升免疫力，反而会加重身体负担。

我给一位老人看病时，叮嘱他回家多注意饮食，以提升免疫力。其实我只是泛泛地说了这么一句，因为这位老人的免疫力虽比较低，但还不算严重。没想到这成了老人的心病，回到家之后他自暴自弃，不肯吃饭，也不肯与亲人好好交流，儿女还以为他得了什么绝症，就偷偷拿了他的病历来问我。

听到这种情形，我让他们再带老人来看病。给他重新做完检查之后，我问他：你最近是不是采用断食疗法了，免疫功能相当不错，可是这营养有点跟不上了，得好好吃饭，断食疗法不能自己随便做，以后得遵医嘱。然后我告诉他：你现在的身体状况不错，回家之后只需要饮食清淡，配合一些日常运动就可以了。听完我的建议，老人立刻露出喜色，几个月之后来谢我，居然红光满面，身体非常健康。

其实，老人前后两次的检查数据没什么变化，因为他有的本来也只是心病而已。传统中医认为,消极的情绪会让人心情不畅、气血积滞，长此以往，会使人的阴阳平衡被打破，使邪气侵入体内，淤积滞满，从而导致经络阻塞。当我们生病后，每天都不高兴，这无形中就会使心理压力增大，就有可能使我们的身体由功能性的损害逐渐演变为器质性损害，不但阻碍身体恢复健康，更会使病情变得越来越重。这时候，我们的免疫力就真的降低了。

我的同事曾经接诊过一个小姑娘，还是个中学生。有一天她跟几个同学到一家餐馆里去吃饭。快到吃完的时候，大家突然开始感到肚子疼，全身发抖。她们被送到医院急诊室，医生发现她们腹部肌肉紧张、全身无力，并伴有呕吐、腹泻的症状。检查结果显示，她们都是食物中毒，而引起中毒的元凶就是刚刚吃过的四季豆。这不过只是轻微的食物中毒罢了，同事简单给她们做了处理，就宣布她们可以出院回家了。

可是，一周之后，小姑娘的妈妈带着她忧心忡忡地来医院了："我姑娘原本健康活泼，这好好的，怎么就开始一天到晚无缘无故地晕倒呢？是不是上次食物中毒导致免疫力下降啊？"可是做了检查后，小姑娘的大脑、血压、身体各部位的器官都没有发现任何异常，这究竟是怎么回事呢？

有点医学常识的人都知道，小姑娘再次晕倒绝对不是因为四季豆。四季豆里有两种成分是有毒的，即红细胞凝集素和皂素，这两种东西对胃肠道有非常大的刺激性，人一旦吃了没有炒熟的四季豆，就会出现中毒症状。但是这时我们只要到医院输一些葡萄糖盐水和维生素 C，把毒素尽快地排出体外就可以了，也不会留下后遗症。所以，我同事判断，小姑娘的突然晕倒和食物中毒没有关系，而是上次中毒留下的心理阴影和心理暗示所致。

这就是所谓的“杯弓蛇影”。很多时候，由于我们过度紧张，会让不良心态影响身体各部分的生理机能，从而导致许多严重疾病。

所以，对于免疫力高低这件事，大家也需要保持一个平和的心态。假如你经常感冒，不要因此就断定自己免疫力低下，整天疑神疑鬼，觉得自己浑身是病。这样想，只会让免疫力真的越来越低。从某种意义上来说，后天免疫力的强弱，除了取决于生活方式，更多地取决于个体的意志，取决于我们对它的态度，尽可能用积极的态度面对它，它也就更愿意亲近你。

开怀大笑，疾病全跑掉，免疫力还会跳高高

在我们发自内心笑出来的时候，身体会发生什么变化呢？除了脸上的皮肤呈现出深深浅浅的笑纹之外，身体内部也在发生一些你没有察觉到的变化。

美国加利福尼亚州立大学的科学家发现，当我们真诚地笑时，会放松人体的紧张肌肉，减轻压力引起的激素分泌、低血压现象，增加血液中的含氧量。马里兰大学医学中心的心血管专家们还证实，笑声能使人卸去多余的压力，保护血管内壁，从而减轻心脏病发作的概率。当人哈哈大笑时，会调动身体内超过 400 块肌肉，因而还能有效消耗热量。有研究人员估计，大笑 100 次相当于划船 10 分钟和骑车 15 分钟的有氧运动量。

更重要的是，开怀大笑还有助于提升免疫力。因为大笑可以使皮质醇减少，而皮质醇会抑制免疫功能。痛楚的情绪总是与生气和悲伤为伍，摧残着健康的机体。而一个带动腹肌的大笑却会增加自然杀伤细胞的活力。而且，当我们感觉自己心情愉快的时候，大脑内就分泌出有助于缓和精神紧张的内啡肽。这种物质，能使机体抗病能力大大增强，并能极大地活跃体内的免疫系统，从而有利于防病治病。

所以，早在 1979 年，有一位名叫诺曼·卡辛斯的美国心理学家就提出了“幽默疗法”的心理治疗理念,用来为心理病人减压。他认为，既然消极的精神状态确实会对健康带来负面影响，那么反过来，愉悦的精神面貌是不是也能给健康带来正面影响呢？于

是，他马上动手，在加州大学医学院行为医学部成立了幽默研究专家小组。这个小组的研究成果让他大受鼓舞：压力会给人体带来血压升高、肌肉萎缩、免疫力下降等负面影响，而真诚的欢笑能引起身体完全相反的变化。

其实不需要西方医学向我们证明什么，在我们国家，自古以来，笑就被看作治病之良药，健身防病之法宝。早在2000多年前，《黄帝内经》就指出:“喜则气和志达，荣卫通利。”这说明精神乐观可使气血和畅，则生机旺盛，从而有益于身心健康。所以，民间有很多谚语，比如“笑一笑，十年少;愁一愁，白了头”“生气催人老，笑笑变年少”“笑口常开，青春常在”等，大家应该都有所耳闻。

所以，心态乐观，笑颜常驻，笑口常开，是人体健康长寿不可缺少的条件。一个人活不到应有的寿命，往往是自己的过错。如果你是一个达观者，你一生中最后的几年将成为你最快乐的岁月。一个精神充实、生活充满快乐的人必然是一个心理健康的人，而心理健康既是生理健康的重要保证，也是人类健康的最终标准。

听听音乐、唱唱歌，轻松、快乐提升免疫力

听音乐，有益身心平衡，轻松提升免疫力

本节所讲的可能是提高免疫力最轻松愉快的方法了，因为你只需要听听美妙的音乐就可以。它不仅能够让你感到心情愉悦，更能让你身体舒畅。也就是说，听音乐可以帮你养生健体、益寿延年，甚至治病疗疾，这听起来是不是很神奇？

在明朝内府大御医龚廷贤所著《寿世保元》中有句话："脾好音乐，闻声即动而磨食。"而民间也有"脾脏闻乐则磨"的说法。实际上，这两句话说的都是一个意思——音乐能够帮助消化。从现代医学角度来看，美妙的音乐对人是一种良性刺激，使人体产生和谐的共振，并对整个中枢神经系统产生作用，从而对呼吸系统、循环系统、消化系统、泌尿系统、内分泌系统起到调节作用。正因为音乐能增加胃肠蠕动和消化腺体分泌，还能够促进血液循环，所以有利于新陈代谢，可激发人的精神力量和体力，让我们的身心都保持更好的状态。

而现代医学研究也表明，听音乐可以提升免疫力。因为我们人体只有在安静状态下，免疫系统才能得到更好的完善。而音乐释放出的 β 波，可以刺激脑垂体，对免疫系统的调节进行一定的促进和干预。人在听音乐的时候，大脑健康区域会更加活跃，同时会去通知大脑降低皮质醇的生产。

大家都知道，皮质醇是肾上腺在应激反应里产生的一种类激

素，它的减少意味着免疫反应的增强，也就是人体抵抗力的增强。另外，人在聆听音乐后，一种名为可体松的类固醇浓度也会下降。类固醇是人体紧急应变所需要的内分泌物质，如果它的浓度变高，人体抵抗疾病的能力也就降低了。

早在 1992 年，美国密歇根州立大学就出炉了一份研究报告。报告指出，受试者在听了 15 分钟音乐后，血液中所含的白介素 1 从 12%增加到 14%。因此，这个报告证明，音乐真的具有提升免疫力的功能。

很多人会说，我每天都在忙忙碌碌上班，老板才不会让我上班戴耳机听音乐呢？没关系，想要提升免疫力，最佳的听音乐时间是晚上 9 ～ 11 点。因为这个时间段是身体免疫系统调节时间，此时身体需要保持一个良好的平静的状态，任何激烈的活动都会影响到免疫系统的调节。在轻松的状态下，免疫系统可以更好地完善，人的免疫力也会得到提高。所以，在这个时间段，我们可以听听节奏舒缓、旋律优美的乐曲，这不仅能让我们忙碌一天的疲惫身躯逐渐松弛安静下来，还可以提升免疫力。

不过，既然身体需要“平静状态”，那就意味着并不是所有音乐都可以调节免疫力。在所有音乐类型中，古典音乐最能帮助调节免疫。因为古典音乐属于低音波音乐，可以让心情更加平和，让免疫系统的调节更好地完成。所以，强烈建议大家在晚上 9 ～ 11 点这个时间段，不要守在电视或者电脑前，可以安静地听听古典音乐，这对免疫力的提升将是显而易见的。

多唱歌，缓解压力，让免疫系统功能变强

“做麦霸也能提升免疫力？”是的。这个消息可能会让经常被朋友们扣上麦霸帽子的朋友们兴奋不已。可是，那些K歌时总觉得自己五音不全、不好意思张口的人会不服气吧:“为什么呢？凭什么呢？”

因为，唱歌可以让我们心情愉快，而且还能增强我们身体的免疫能力，是让我们保持身心健康的天然良药。不知道大家有没有听过一句话叫“女愁哭，男愁唱”，唱歌对心理健康的好处我们大家都能感觉到：它能释放悲伤，让情绪变好。而情绪非常高涨的时候，我们似乎也总是抑制不住哼两句歌的冲动。

唱歌带给我们的好处可不仅如此，它不仅让你心情愉悦，还让你身体更健康。美国加州大学的研究人员发现，唱诗班的成员在每次排练后，他们体内一种名为IgA的免疫球蛋白含量增加了150%，而在一次公开演出后，这种免疫球蛋白更是增加了240%。所以这项研究的负责人贝克认为，唱歌确实能够让我们免疫系统的功能变得更强。

受到这项研究的启发之后，乔治·华盛顿大学衰老、健康和人文研究中心的主任吉恩·科恩进行了一个实验，以测试那些从来没有经过声乐训练的老人，是否也能通过唱歌得到实际的益处。研究人员对两组年龄在65岁以上、积极参加社交活动的老人进行了对比，其中一组老人每周都在专业指挥的指导下唱歌，另一组老人仍然积极参加平时的各种活动，不过并不参加唱诗班。经过一年之后，第一组老人的健康指数要比第二组老人高出许多。坚持

唱歌的老人去医院看病和吃药的次数更少，也更不容易摔倒。显然，对非专业人士来说，唱歌同样可以让我们更健康。

可是，唱歌到底为什么能增强我们的免疫力呢？这还要回到它能让我们心情愉悦这一点上去。假如我们对自己做的事情感觉很好，免疫系统就会得到增强。我们在唱歌时，大脑中会释放出一种名为催产素的荷尔蒙。刚生下孩子的妈妈在给宝宝喂奶时，大脑里也会释放出这种荷尔蒙，夫妻在做爱时或恋人含情脉脉地相互凝视时，他们的大脑中也会释放出这种荷尔蒙。这种荷尔蒙能使人们之间增进感情，同时能让我们的免疫系统变得更强。

而且，大家可能都有感觉，许多人对自己在青春期听过或唱过的歌印象特别深刻。那不仅是因为我们年轻的时候记忆力好，还因为一个人在青春期时大脑中释放的催产素是最多的。所以，现在大家应该对唱歌和免疫力之间的关系有所了解了吧？

此外，唱歌中使用的横膈膜呼吸法，还能起到缓解压力的作用。患有肺气肿的病人在接受唱歌训练后，呼吸也会有所改善。可见，唱歌不仅对人的精神健康有益，对身体健康同样好处多多。那么，从今以后，你是不是又多了一个去 K 歌的理由呢？

构建强大的情绪免疫力，身体健康不是梦

我们身体的免疫反应是人体生理反应的重要环节，它受控于神经系统，包括情绪等心理活动，很多疾病是心理活动破坏了体内各个系统的平衡所致。“二战”期间，人们由于受紧张、恐惧和悲哀等心理因素影响，胃溃疡发病率较和平时期高出数倍。十年动乱中，肿瘤也猖狂高发。

正如我们的身体有免疫系统，可以帮我们挡住有害的细菌一样，我们的心情也要有一个情绪免疫屏障，帮我们阻拦各种负面情绪。因为，有些情绪可以提升我们的免疫力，有些情绪作用相反。

现代医学研究发现，人们在紧张、恐惧、疼痛、环境变化等因素的刺激下，机体免疫功能会下降。比如，经过统考的学生免疫功能明显降低，包括免疫球蛋白及自然杀伤细胞等多项指标都发生变化。同时在情志方面，这些学生也有焦虑、紧张、恐惧情绪流露出来。日本学者观察 26 名丧偶女性，发现她们的多项免疫功能受到抑制，且伴有肿瘤高发倾向。在日常生活中，我们受到交通拥挤、长途旅行、手术等因素的影响，使得免疫功能紊乱，免疫力低下。所以，构建起一道情绪免疫屏障，是非常有必要的。

在构建这道屏障之前，我们首先应该做的是了解对我们免疫力有刺激作用的情绪有哪些。我们可将这些情绪分为七种消极情绪和七种积极情绪。七种消极情绪为：恐惧、仇恨、愤怒、贪婪、嫉妒、报复、迷信；七种积极情绪为：爱、性、希望、信心、同情、乐观、忠诚。我们要做的，是让积极情绪尽可能多地进入心

灵，让负面情绪尽可能留在外面。

如果无法控制自己的情绪，我们便会因此而受害。外来的各种突发事件不可避免，环境也在不断改变，但我们只要采取正确态度，努力适应并调节情绪，泰然处之，就能维护正常的免疫功能，从而减少疾病的发生。

其实很多时候我们是陷进了自己编织的情绪陷阱里，沮丧、焦躁不安、恐惧都有负面能量，它们所产生的毒素会在不知不觉中侵害我们的身心健康。我们之所以忧郁和沮丧，绝大部分来自消极的预期，当我们处于消极心境时，总会预期最坏的事情将要发生，在心灵上武装以应付灾难，这感觉常使我们陷入焦虑与恐惧之中。换句话说，当我们进入消极档案箱中去寻找答案，我们的思考模式也就受限于消极档案箱，因此找出的答案当然也是负面的、失败的，那只会加深我们的自怨自艾与沮丧。事实上，我们虽然不能掌控客观事实，但可以掌控主观情绪。

如果你正在努力控制情绪，可以准备一张图表，写下你每天体验并且控制情绪的次数，这种方法可使你了解情绪发作的频繁性和它的力量。一旦你发现刺激情绪的因素时，便可以采取行动除掉这些因素，或者把它们找出来充分利用。请大家牢记，你必须学会控制自己的情绪，构建起强大的情绪免疫力，这样才能掌握自己的身体和人生。

看完前面的讲述，相信大家已经意识到免疫力对我们身体健康的重要性。只要合理膳食，适当从事体力劳动或运动，并学会及时给自己减压，经常保持快乐的心情，我们就能拥有健康、平衡的免疫力，从而拥有强健的体魄和幸福的生活。